EL MUNDO POS-COVID

José Ramón Ubieto

EL MUNDO POS-COVID

Entre la presencia y lo virtual

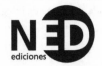

ÍNDICE

Segunda parte
La presencia y lo virtual

*Para Ainhoa, Álvaro, Chema, Cora, Emma, Gael, Irene,
Laura, Lola, Luca, Marc, María y Ona, habitantes
y protagonistas de ese nuevo mundo al que
contribuirán con sus proyectos*

AGRADECIMIENTOS

En primer lugar, quiero agradecer a todas las personas (amigos, colegas, familia, pacientes, periodistas) con los que he tenido la oportunidad de compartir ideas, preocupaciones y reflexiones durante todo este tiempo de pandemia. Sus testimonios me han resultado claves para formular las hipótesis de trabajo y entender algo del mundo en el que vivimos.

Agradecer también a Alfredo Landman, editor, por renovar su confianza en mi propuesta y poner los medios para realizarla.

Finalmente, un agradecimiento muy especial para mis colegas y amigos David Pino, Eva Azaña, Francesc Vilà, Javier Peteiro, Lourdes Aramburu, Lidia Ramírez, Ramon Almirall y Teresa Jiménez, cuyas aportaciones y comentarios de lectura han sido muy importantes para la realización de este libro.

INTRODUCCIÓN

«…la caída de Múlciber con su rebelde hueste tuvo lugar mucho tiempo antes. De nada le valió haber construido elevadas torres en el cielo ni se salvó a pesar de todas sus máquinas siendo arrojado de cabeza con su industriosa horda para que construyera en el infierno.

Entretanto los heraldos alados, por orden del soberano poder, con imponente aparato y a son de trompetas, proclaman en todo el ejército la convocación de un consejo solemne que debe reunirse inmediatamente en el "Pandemónium", capital de Satán y de sus magnates.»

John Milton, *El paraíso perdido*

En lo que llevamos de siglo, hemos sufrido cuatro epidemias (SARS, 2002; gripe aviar, 2005; gripe porcina, 2009; y MERS, 2012) y se han publicado varios informes. Uno de los más importantes, elaborado por la CIA: «Global Trends 2025: A Transformed World»,[1] anticipaba para antes del 2025 «la aparición de una enfermedad respiratoria humana nueva, altamente transmisible y virulenta para la cual no existen contramedidas adecuadas, y que se podría convertir en una pandemia global». La COVID-19 parece haber cumplido las profecías del Next Big One (NBO), como lo denominó

---

1. CIA. «Global Trends 2025: A Transformed World». Disponible en Internet.

David Quammer,[2] o la *Crisis* prevista por el biogeográfo y premio Pulitzer Jared Diamond en su trilogía.[3]

A pesar de todo, la mayoría de países carecían de planes de contingencia e incluso habían hecho grandes recortes en sanidad. Después de la aparición del SARS en 2003, un consorcio de laboratorios de Texas había trabajado en una posible vacuna contra el coronavirus que nadie estuvo dispuesto a financiar. Si se hubiera desarrollado, el sociólogo e historiador Mike Davis afirma que «dada la coincidencia del 80% entre los genomas del SARS-1 y el SARS-2, podría haber sido una base excelente para la producción acelerada de una vacuna contra la COVID-19».[4]

Podríamos decir lo mismo del cambio climático y sus consecuencias, cada vez más evidentes (incendios, contaminación de los océanos, aumento de la temperatura) y más anunciadas, resultado de «una civilización depredadora que acepta como práctica normal la destrucción de la biodiversidad»[5] y cuya conexión con el neoviralismo no parece desdeñable.[6] El impulso, desenfrenado y descontrolado, de un

2. Quammer, David. *Spillover: Animal Infections and the Next Human Spillover*. Norton & Company, Nueva York, 2012.

3. Diamond, Jared. *Crisis*. Debate, Madrid, 2019.

4. Davis, Mike (entrevista).«América first significa África en último lugar». *Ctxt*, 19/07/2020. Disponible en Internet.

5. Jarauta, Francisco. «La rebelión de la Naturaleza». *El País*, 7/6/2020. Disponible en Internet.

6. Nancy, Jean-Luc. «Du neoliberalisme au neoviralisme». *Libération*, 10/5/2020. Disponible en Internet.

discurso capitalista que no tiene más brújula que su propia reproducción sin límites, aboca, muy probablemente, a que la reacción sólo se produzca cuando un acontecimiento traumático, un hecho disruptivo —o simplemente un acelerador de cambios— irrumpa en nuestras vidas como lo ha hecho la COVID-19.

Nunca una época tuvo tanto acceso a la información, tantos recursos tecnológicos y tanta capacidad de conexión y coordinación global. Incluido un algoritmo como BlueDot, que se atribuye la capacidad de predecir, a partir de noticias de actualidad y en tiempo real, la pandemia 10 días antes del primer fallecido en Wuhan.[7] La paradoja es que esta infobesidad, el alud de información, no parece hacernos más sabios. Al contrario, este aumento exponencial del ruido incrementa nuestra pasión de la ignorancia, una voluntad de no querer saber, de ignorar aquello que, sin embargo, sabemos, aunque sea de manera inconsciente. Dicho en términos psicoanalíticos: el odio a la imposibilidad —llamada castración por Freud—, al límite propio que nos constituye como seres hablantes y que preferiríamos desconocer. Hará falta todo un trabajo, con coraje y atrevimiento, para que esa represión, una vez vencida, dé lugar a un deseo de saber (Miller, 2007).

Ya nadie duda, a estas alturas, que esta pandemia ha supuesto cambios importantes en nuestras vidas, con pérdidas

---

7. Peco, Ramón. «Una inteligencia artificial detectó antes que nadie la epidemia del virus de Wuhan». *La Vanguardia*, 29/1/2020. Disponible en Internet.

cuantiosas en vidas humanas, en recursos económicos, con secuelas físicas y psicológicas en muchas personas contagiadas, familiares, amigos y profesionales dedicados a los cuidados. Algunos de estos cambios han venido para quedarse, entre ellos la relevancia (ya anticipada) que ha tomado la imagen (virtual), más allá de la escena vivida y presenciada, en todos los ámbitos de nuestras vidas: trabajo, ocio, sexualidad, educación, salud.

El mundo pos-COVID estará a caballo entre la presencia y lo virtual, entre la vieja normalidad que ya se iba transformando y esta «nueva normalidad» que se propone como generadora de nuevos lazos sociales, de nuevas formas asistenciales (salud) y de nuevos vínculos educativos. Nos queda, entonces, transitar de manera crítica entre esas dos realidades sin negar ninguna, pero sin idealizarlas, atrapados por la nostalgia o el ensimismamiento.

Convivir con la irrupción de la pandemia y el confinamiento nos exigió, al inicio, mantener un cierto control de la situación. Es por ello que todos/as pusimos el mando en *stand by* y aplazamos algunos proyectos (estudios, viajes, encuentros, celebraciones, negocios...) pensando que más adelante volveríamos a pulsar la tecla y recuperaríamos el control. Lo cierto es que esa pantalla del «pausa» ya pasó y ahora se trata de continuar con otras perspectivas, no de continuidad sino de cierta ruptura con lo anterior. Es eso lo que nos pesa psíquicamente: aceptar que hay ya algo perdido e irrecuperable como tal. Por eso, lo primero es hacernos cargo que esto no era un paréntesis y de aquí que la nostalgia, si alguien confiaba en ella, resulte estéril, al igual que la espera pasiva. Nadie vendrá a salvarnos, ni con su carisma ni con sus invenciones tecnológicas.

Parecen malas noticias, pero quizás no lo son tanto. Nos devuelven el control, la capacidad de hacer nuevos planes, ajustados a las posibilidades, pero más orientados a la resonancia (conectar con nuestro deseo) que a la aceleración (producir y rendir sin obstáculos).

El objeto de este libro, que continúa un anterior trabajo colectivo sobre esta transición, *Del padre al iPad* (Ubieto, 2019), se orienta en la tesis de Lacan de ir de la pasión (de ignorancia) al deseo (de saber). Para ello recoge múltiples datos, opiniones y testimonios de pacientes, amigos, familiares, colegas y periodistas con los que he tenido la suerte de compartir estas reflexiones a lo largo de los meses de pandemia. Son, como no podía ser de otra manera, ideas para un debate abierto y crítico, hipótesis que deberán verificarse en la búsqueda de algo que produzca un poco de sosiego y serenidad al sujeto contemporáneo, afectado por la prisa y por sus ficciones. Ofrecemos aquí un análisis parcial, desde nuestra perspectiva orientada por el psicoanálisis, que no ignora otras claves políticas y sociales de las que tenemos ya excelentes análisis realizados por autores expertos.

PRIMERA PARTE

UN MUNDO EN CUARENTENA

«A través de los psicofármacos, de las drogas y de la industria del entretenimiento, llevábamos muchos años viviendo al margen del miedo a la muerte. Habíamos aceptado como un derecho inalienable de nuestra condición de blancos europeos el derecho a la inmortalidad.»

Santiago Alba Rico, *Contagio y Comunicación*

«Haz lo que te parezca, pero no olvides lo que somos aquí, ciegos, simplemente ciegos, ciegos sin retórica ni conmiseraciones, el mundo caritativo y pintoresco de los cieguitos se ha acabado, ahora es el reino duro, cruel e implacable de los ciegos. Si pudieras ver tú lo que yo estoy obligada a ver, querrías ser ciego. "Lo creo, pero no es preciso, ciego ya estoy"... Creo que no nos quedamos ciegos, creo que estamos ciegos, Ciegos que ven, Ciegos que, viendo, no ven.»

José Saramago, *Ensayo sobre la ceguera*

En 1373, y tras duras pugnas bélicas, el Papa envió a unos delegados para entregar en mano al Vizconde Bernabò de Reggio y a su hermano Galeazzo, nobles de la Casa Visconti, sus excomuniones, que consistían en un pergamino enrollado en una cuerda de seda con un sello de plomo. Bernabò se enfureció de tal modo al recibirlo, que ordenó encarcelar a los delegados y se negó a liberarles hasta que se comiesen los documentos, con cordel y sello. Ese año Milán sufrió una terrible plaga y un año más tarde, en 1374, Venecia y también

Génova cerraron la entrada de sus puertos a los barcos que venían de regiones azotadas por la peste. El famoso edicto contra la peste de Bernabò de Reggio puede ser considerado como el verdadero origen de la cuarentena. Fueron tan sólo 10 días y posteriormente se aplicó el trentino (30 días) en el puerto de Ragusa (la actual Dubrovnik) y casi una década más tarde, en Marsella, se fijaron los definitivos 40 días que dieron nombre a la *quarantaine*.

El número exacto de 40 respondía a criterios objetivos (era el período de días que duraba la enfermedad, a partir de los cuales se sanaba o se moría) pero, y no es un asunto banal en una sociedad teocrática, esa razón se revestía de un simbolismo religioso que daba fe de su «verdad»: los 40 días que duró el diluvio, la Cuaresma o la travesía del desierto del propio Cristo. En el pecado —desafiar al Papa— ya estaba la penitencia y una primera explicación de esa plaga que irrumpía, desde tierras lejanas, como un verdadero acontecimiento imprevisto y, por ello, muchas veces también traumático, en una Europa floreciente comercialmente.[1] Los EPIs (Equipos de Protección Individual) de la época eran algo más básicos, grandes capas con capucha que cubrían el cuerpo y máscaras terminadas en grandes picos de pájaro, hechos en bronce y con especias o aromas en el pico para evitar aspirar los «malos humores».

1. Ruiz-Domènec, José Enrique. *El día después de las grandes pandemias.* Taurus, Madrid, 2020.

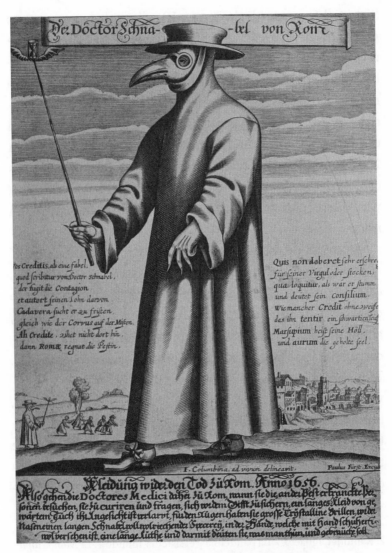

Figura 1. Disfraz o protección del curioso origen
del traje de los médicos durante la peste negra.

Fuente: grabado de Paul Fürst, 1657, *Der Doctor Schnabel von Rom* (creative commons)

Siete siglos más tarde, la COVID-19 se ha colado en nuestras vidas a nivel mundial, siendo la primera vez en la historia que una crisis nos ha hecho sentir la existencia de un sujeto global y planetario como nunca lo habíamos visto. Hemos conocido campañas, algunas virales, en las que decíamos «Todos somos...» pero ésta nos ha tocado a todos y todas, en cada cuerpo ha resonado el miedo y la incertidumbre. Un *Uno* mundializado, si bien luego hemos constatado cómo los efectos del virus iban más allá de nuestra condición biológica y las diferencias de clase, de continente y de edad se hacían notar.

A pesar de todas las advertencias sobre su irrupción[2] —asociadas a nuestra natural pasión por la catástrofe—, este coronavirus lo ha hecho con su efecto disruptivo, ese carácter de fenómeno que se nos impone repentinamente, alterando de manera notable nuestra rutina, ese hacer lógico y cotidiano lleno de sentido porque todo parece encajar. Tan abrupto que apenas hemos tenido tiempo de subjetivarlo. COVID-19 es, para nosotros ciudadanos del siglo XXI, un nuevo nombre de lo real, eso que de entrada no tiene todo el sentido ya que no sabemos exactamente de qué se trata y aunque tratamos de compararlo con lo anterior (otros coronavirus de la virosfera),[3] siempre queda un resto des-

---

2. Ramonet, Ignacio. «La pandemia y el sistema-mundo». *Le Monde diplomatique*, 25/4/2020. Disponible en Internet.
3. Se calcula que el número potencial de nuevos coronavirus podría ascender a unos 7.000 y que existen al menos 26 animales distintos que pueden

conocido. Es lo que nos angustia y el resorte del pánico colectivo. De momento, es un significante que campa solo —COVID-19 o coronavirus— al que le falta la segunda parte: el relato completo que lo explicaría, lo localizaría y de esta manera lo pondría «bajo control». Ese relato aún, un año más tarde, lo estamos construyendo, no sin dificultades, ya que en medio de la crisis la narrativa está trufada de *fake news*, datos parciales, alertas a veces justas, otras desproporcionadas.[4] Cuando el relato avance y sepamos quién es de verdad, cómo actúa y cómo lo podemos prevenir, el pánico caerá… hasta el próximo virus desconocido que nos confrontará de nuevo a la fragilidad ante la muerte.

Las consecuencias son, todavía, algo imprevisibles pero algunas ya las podemos avanzar: nuestro mundo está cada vez más en cuarentena, muchos se han puesto de manera voluntaria por prescripción médica y/o por prevención o pánico, o incluso por *modus vivendi*, al descubrir cierto confort en ello.[5] Sartre hizo famosa su frase «El infierno son los otros», asunto al que Freud ya se había referido anteriormente, al señalar que el peor de los tres resortes del malestar en la civiliza-

estar en contacto regular con los humanos y que son susceptibles a la infección por SARS-CoV-2. Rivas, Raúl. «Coronavirus, ¿nuevas amenazas o viejos enemigos?». *The Conversation*, 1/11/2020. Disponible en Internet.
4. Sánchez Duarte, José Manuel y Magallón Rosa, Raúl. «Aprendizajes de pandemia: desinformación y COVID-19». *Telos*, 27/9/2020. Disponible en Internet.
5. Twenge, Jean M. «Teens Did Surprisingly Well in Quarantine». *The Atlantic*, 13/10/2020. Disponible en Internet.

ción era el vínculo social, la relación con los otros. Más grave, decía, que las catástrofes naturales o la natural degradación (envejecimiento) del cuerpo. No es de extrañar, pues, que el confinamiento haya sido una medida terapéutica de gran alivio para todos aquéllos que ya antes percibían su entorno como hostil. Luego nos referiremos a ello con más detalle.

El clero, durante las pestes medievales, tenía obligación de examinar a los enfermos y dar cuenta de ellos a las autoridades bajo la amenaza de pena de muerte y confiscación de bienes. Cualquiera que infringiera la prohibición de salir de casa era condenado a muerte. Hoy no ha sido necesario, ya que podemos acceder a la realidad exterior desde nuestro sillón de casa y algunas empresas lo han notado en la subida de su cotización: Zoom, Netflix, Facebook, Amazon o Slack. Todas ellas permiten el teletrabajo o el ocio doméstico. Otras, más dependientes de suministros o mano de obra directa y presencial (salvo las ligadas a la alimentación), se han visto en apuros o directamente obligadas a cerrar. El capitalismo, como siempre, encuentra el beneficio de toda crisis.

Este acceso fácil a la otra realidad, la digital, explica por qué, hace ya un tiempo, todos estamos un poco en cuarentena, resguardados en las series y las redes sociales, alejados del contacto con el otro. Es la fobia social de la que Freud hablaba hace ya un siglo, hoy rebautizada como Hafefobia.[6] Ni

6. Ubieto, José R. «La hafefobia y el dilema de tocarnos o no tocarnos». *The Conversation*, 27/12/2020. Disponible en Internet.

siquiera una necesidad tan básica como el comer requiere que abandonemos el fortín casero, para ello están los *riders* y sus plataformas en auge.

Una nueva brecha digital parece dibujarse entre aquéllos que pueden resistir al virus, aislados en sus casas, y los que no tienen otra opción que hacerle frente cuerpo a cuerpo. La paradoja es que muchos de esos mismos que pueden protegerse más fácilmente del enemigo hostil sustrayendo el cuerpo, a través de sus avatares digitales, son los que luego —pasado el tiempo de excepción— podrán pagar los cuidados presenciales (maestros/as que les hablen, médicos que los exploren, personas que les cuiden). Para los otros, quedarán los cuidados virtuales (aprendizaje remoto, teleasistencia, diagnósticos por máquinas) más baratos y universalizables. Pronto, el contacto cuerpo a cuerpo, cara a cara, en condiciones saludables, será un lujo al que muchos no podrán acceder. Sobre este futuro pos-COVID hablaremos ampliamente en la segunda parte.

La COVID-19 —y cómo decía un chiste que se hizo viral al inicio de la pandemia vendrá el 20 (y otros)— ha venido a recordarnos nuestra fragilidad, ahora que empezábamos a creernos dueños absolutos de nuestro propio destino, creyentes del poder sin límites de la tecnología.

¿Qué nos queda en común? Básicamente, que somos seres hablantes, parasitados desde el inicio por el lenguaje (somos hablados y deseados mucho antes de nacer y eso deja su huella) y habitamos un cuerpo que se hace eco de esas huellas del decir. Lo que se dice de nosotros, siendo bebés y al margen de nuestra comprensión, se va escribiendo en la superficie corporal. Con eso, gozamos de la vida y construimos nuestras ficciones, nos inventamos historias y novelas de la familia y de nosotros mismos. No importa su exactitud, lo que cuenta es su efectividad para guiarnos en la vida, en nuestras relaciones y en nuestra manera de domesticar ese cuerpo, que no siempre se muestra dócil y complaciente y que, además, ahora, puede infectarse.

Más allá de nuestras creencias políticas, religiosas, culturales y más allá de todos los avances, imparables, en el terreno científico y tecnológico, lo cierto es que todavía habitamos un cuerpo, al que adoramos —lo que no excluye someterlo a cualquier acto de abuso o maltrato— porque nos da una consistencia imaginaria, pero un cuerpo que se ve afectado por todos estos acontecimientos imprevistos. Es un hecho que no existen vivencias colectivas homogéneas como respuesta a una crisis, como la actual de la COVID-19. No hay el «Todos lo vivimos igual». Cada uno/a responde a esa nueva realidad a su manera, con su estilo singular y en consonancia con su estar en el mundo y manejarse con su vida, pero hay hechos colectivos que, por el desamparo en que nos sumen, producen efectos y afectos para cada cual. El primero, al que nos referiremos es el miedo, un virus más peligroso y contagioso que cualquiera de los biológicos.

EL ALGORITMO DEL MIEDO: $V + D = M^3$

«Y si no hubieran mantenido ese miedo latente en la gente, los hechiceros habrían sido innecesarios y su poder habría terminado. Pero siempre les hablaban de tales y cuales influencias de las estrellas y de tales o cuales conjunciones planetarias, lo que necesariamente originaría perturbaciones y enfermedades y, como consecuencia, la peste. Y algunos hasta tenían la audacia de decirles que la peste ya había comenzado, lo cual era muy cierto, si bien los que decían eso nada sabían del asunto.»

Daniel Defoe, *Diario del año de la peste*

La confianza es clave en cualquier ámbito de la vida social: finanzas, política, salud, educación. Los clásicos llamaban *affectio societatis* a ese pegamento social sin el cual la convivencia se resiente gravemente y aparece la desafección, la indiferencia o directamente la hostilidad ante las propuestas del otro. Hace ya algunas décadas que la confianza hace aguas y eso mina la credibilidad de los líderes, pero también de los llamados *sistemas expertos*: docentes, médicos, científicos.

Ha bastado un pequeño pangolín (o lo que finalmente se compruebe) para que el sentimiento del miedo haya emergido como un temor colectivo y puesto de manifiesto esa crisis generalizada de confianza. Ni instituciones autorizadas como la Organización Mundial de la Salud (OMS) o científicos y profesionales reconocidos tienen ya la confianza plena de los ciudadanos para hacer frente a la infección viral. Ni tampoco, por supuesto, los medios de comunicación son de fiar. A todos se les puede «suponer» otros intereses ocultos que no serían los del bien común.

El declive de ese saber que les otorgábamos nos ha hecho más incrédulos y aceptamos, sin mucho pudor, cierto cinismo como la salida normal: puesto que no hay nada rescatable en el vínculo al otro, sólo nos queda la búsqueda individual de nuestra satisfacción, el ¡sálvese quien pueda!

El sentimiento del miedo se viraliza rápidamente gracias a tres factores básicos: los discursos que agitan el pánico, sea con intencionalidad o por ignorancia favoreciendo el sesgo cognitivo (lo dramático nos convoca más); la movilidad cada vez mayor de la población que transporta así el virus y sus efectos y las tecnologías que permiten un flujo constante de imágenes, informaciones y cada vez más *fake news* en esta infodemia. Según un estudio,[1] que analizaba diferentes noticias sanitarias escritas en múltiples redes sociales, el 40% de estas informaciones contenían errores o eran directamente falsas, y se compartieron 451.272 veces durante cinco años (del 2012 al 2017) con una gran velocidad

---

1. M. Waszak, Przemyslaw *et al.* «The spread of medical fake news in social media – The pilot quantitative study». *Health Policy and Technology*, vol. 7, junio, 2018. Disponible en Internet.

de difusión.[2] Y, en lo que se refiere al coronavirus, sólo del 24 al 27 de enero de 2020 se registraron más de 13.000 entradas en redes como Twitter, Facebook y Reddit que contenían desinformaciones.[3]

Podríamos añadir dos factores más recientes y cada vez más presentes: la judicialización de la vida cotidiana y el temor a dañar la imagen corporativa que convierten cualquier evento accidental en un motivo de reivindicación y de reclamación de daños. Todos podemos sentirnos víctimas del otro y exigir, por tanto, las indemnizaciones correspondientes. Un síntoma más del declive de la noción de responsabilidad en nuestra época, donde los liderazgos son líquidos o profundamente cínicos y, en cualquier caso, frágiles, efímeros e inconsistentes. De aquí la deriva judicial de los conflictos sociales o políticos, en detrimento de esa confianza clave a la que nos referíamos antes.

El miedo —y las ficciones que se construyen con él— es hoy, y más que nunca, un factor de la política. Como recordaba Lacan (2006a), «paraliza, se manifiesta en acciones inhibidoras y totalmente desorganizadoras, o lleva al sujeto al desconcierto y a la respuesta menos adecuada». Para salir del desconcierto y la parálisis del acontecimiento traumático (infección, atentado), el sujeto se aferra a discursos «protec-

2. Ball, Philip. «"News" spreads faster and more widely when it's false». *Nature*, 8/3/2018. Disponible en Internet.
3. Fischer, Sara; Fried, Ina. «Misinformation about coronavirus is spreading fast», 2020. Disponible en Internet.

tores» que sitúan la culpa de lo que ocurre en un otro defini-
do de manera clara por ese discurso: gobierno extranjero,
inmigrante, colectivo social. Ahí radica la xenofobia y las políticas del miedo: el mal está en el otro, él es el portador del
virus de mi malestar.

Políticas que se implementan magnificando los problemas para justificar las soluciones más radicales, generalmente de carácter excluyente. La fobia al otro, el temor del contagio al que se refería Freud, parece imponerse. La primera
respuesta ante el miedo es el retraimiento y la parálisis. La
anulación del Mobile World Congress, previsto para finales
de febrero del 2020 en Barcelona, fue el detonante para mucha gente de la seriedad de lo que estaba por venir y, al tiempo, produjo un efecto dominó sobre otros eventos programa-
dos: deportivos, ferias de negocios, congresos profesionales.

El «éxito» de azuzar políticamente los temores es que,
al *nombrar* ese miedo, le ponen un rostro al agente causal
y, al darle además un carácter colectivo, ahorran a cada uno
la pregunta por su responsabilidad personal en esa crisis. Es
en estas coyunturas de precariedad donde los liderazgos políticos, sociales o religiosos tienen la ocasión de contribuir a
recuperar esa confianza, base de la *affectio societatis,* o bien
rentabilizar ese miedo en beneficio propio. Para lo primero
conviene, más que alimentar los prejuicios y el odio de cada
cual, aceptar los propios límites, entre ellos que no hay riesgo
cero en la vida.

Freud decía que gobernar, como curar y educar, son tareas «imposibles» —cosa que hoy se verifica día a día—

aludiendo al hecho que ninguna de ellas dispone de un manual de instrucciones ni es completamente previsible y que, además, para disfrutar de algo siempre hay que renunciar al Todo. El siglo XXI ha encumbrado a líderes populistas poco dispuestos a asumir las dificultades propias y las de sus gobernados o seguidores. Prefieren las *fake news* como consignas, donde la creencia (teñida de fe y fruto de la identificación) sustituye al saber. A ese estilo de liderazgo, de muy corto plazo, difícilmente podremos otorgarle «autoridad», término que viene de *auctor,* aquél con capacidad de invención y resolución de los problemas colectivos. Ése es el drama actual, especialmente en una situación en la que el miedo puede ser el resorte de la parálisis propia y/o de la segregación del otro. De allí, su algoritmo: virus + desconfianza = miedo triplicado.

No sin mi «Rollo»

La pandemia nos dejó un ejemplo de los efectos de ese algoritmo. Agua, legumbres, arroz, pasta y papel higiénico fueron, en el inicio, los productos más comprados. Los cuatro primeros parecerían lógicos si estuviéramos ante una cuarentena larga. Pero ¿papel higiénico en cantidades anormales? Es evidente que en situaciones de pánico colectivo la gente muestra su lado aparentemente más irracional. Y ¿quién dijo que los seres hablantes son racionales y razonables al 100%?

El temor a la COVID-19 se acentuó por la incertidumbre: no sabemos el tiempo que durará y hemos perdido el control personal de la situación, el *locus control*. Una primera estrategia es hacer algo para recuperarlo, o al menos tener la sensación de que reducimos el riesgo. Acaparar productos es una primera manera. Pasó en 1918, durante la llamada gripe española, en la que miles de consumidores compraron botellas de Vicks VapoRub sin ninguna evidencia de eficacia.

En 1973, los estadounidenses limpiaron los estantes de papel higiénico durante un mes basándose en poco más que rumores, temores y una broma. Al borde de la crisis del petróleo y preocupados por los suministros limitados de productos como gasolina, electricidad y cebollas, bastó para ello una broma de Johnny Carson, un famoso presentador de televisión. En lugar de reírse, la gente lo tomó en serio y comenzó a acumular papel de váter. No es casualidad que mientras muchas industrias han huido de ese país, la fabricación de papel higiénico no. Desde entonces, cada crisis repite las mismas escenas que se hacen virales en todo el mundo.

No importa que el riesgo que reduce tener papel higiénico sea muy inferior a disponer de alimentos, es un recurso barato que asegura que, en medio del desastre, al menos habrá algo cubierto (el papel tiene una vida más imperecedera que los alimentos). Y si, además, vemos que todo el mundo lo hace, eso nos interroga sobre si no debiéramos también apuntarnos al rollo.

Por otra parte, el tamaño aquí cuenta: atenazados por el abismo que se abre en nuestras vidas, nada más desesperanzador que ver estantes vacíos —dado el volumen que ocupa, es el primer gran hueco que detectamos— y eso nos angustia porque evoca el agujero interior, esa experiencia de fragmentación interior y psíquica que tenemos delante de una crisis que toca nuestros cuerpos directamente.

Una última razón, pero no menos importante. Freud (1979) equiparó de manera antitética las heces fecales con el oro; la primera, la sustancia más despreciada por el hombre y la segunda, la más preciada: «El oro es el excremento del inframundo». La mierda, llena de microorganismos, es el reverso de lo más valioso. Es lo primero que nos piden que entreguemos, nuestro regalo infantil que luego se sublimará en dibujos, manualidades, poemas. Lo damos y lo retenemos, según caracteres. La ambigüedad de ser un regalo y al tiempo una mierda es clave para nuestra subjetividad. Por ello ante una catástrofe, social pero que nos afecta a cada uno, tratamos de velar esa dimensión del desecho, de lo que se tira y arroja por sucio e inútil.

No es cualquier acto, requiere de su tiempo y de sus condiciones, algunos incluso tienen su pequeño santuario con libros, velas, móviles... ¿Por qué no íbamos a asegurarnos de tener allí, en ese trono, todo lo necesario, y más cuando *il mondo* a nuestro alrededor gira, gira y gira? Cuando, además, cada cual —como dice el refranero— siente las apreturas del miedo.

ELOGIO DE LA INCERTIDUMBRE

«Lo que permanece en el centro es esa vieja rutina según la cual el significado conserva siempre, a fin de cuentas, el mismo sentido. Este sentido se lo da el sentimiento que tiene cada quien de formar parte de su mundo, es decir, de su pequeña familia y de todo lo que gira alrededor.»

Jacques Lacan, *Aún*

El miedo, y antes que él la angustia más difusa e invasiva, son los afectos más intensos que sentimos. Pero antes de su aparición hay un previo de perplejidad. Eso, que luego nos tiene en vilo, primero fue una sensación de rareza, de algo no familiar, algo *unheimlich*, la inquietante extrañeza que describió Freud (1974a).

La incertidumbre es definida (RAE) como la falta de certidumbre, o sea la falta de un conocimiento seguro y claro de algo y la ausencia de una firme adhesión de la mente a algo conocible, sin temor a errar. Tenemos aquí ya dos vertientes de la incertidumbre, la referida al no saber y la relativa al temor de errar. Ambos registros, el de la cognición y la dimensión más subjetiva de la angustia ante el equívoco, están presentes en el sentimiento de la incertidumbre. Freud, a propósito de la cura psicoanalítica, utiliza la metáfora del ajedrez para explicar cómo funciona un psicoanálisis: tanto en uno como en el otro —dice— los movimientos de apertura y los cierres, los inicios y los finales de la partida se encuentran más o menos establecidos. En cambio, lo que ocurre en el transcurso del juego es imposible de prever, pues está sujeto a las múltiples diferencias entre el psiquismo de cada persona y los tiempos subjetivos, únicos para cada sujeto.

No hay la certeza ni el *software* que nos guiaría por ese laberinto paso a paso, hay más bien la incertidumbre propia de una clínica, como la que inauguró Freud, que hace de la singularidad su lema. ¡Olvide todo lo que sabe y aborde cada nuevo caso como si fuera el primero, deje sorprenderse por el caso por caso!, ése era el consejo de Freud a los jóvenes practicantes. Sin esa posición inicial de no-saber, de suspenso de las certidumbres previas, no habría lugar para la sorpresa que trae cada cual, lo inclasificable de cada persona, aquello que le hace singular.

Esta posición no resulta fácil de sostener en la vida, ni para el psicoanalista ni para nadie. La incertidumbre implica siempre un nivel de angustia por ese no-saber y no todo el mundo está dispuesto a soportarla. Los antiguos invocaban los oráculos o escrutaban los cielos tratando de encontrar signos y señales que les permitieran dar un sentido a las cosas de la vida, especialmente a los sufrimientos y angustias: cosechas arruinadas, nacimientos que no llegan, catástrofes, guerras. Pero, sobre todo, los dos elementos mayores de la incertidumbre son la muerte y la sexualidad.

Todos sabemos que vamos a morir, sin esa condición la vida no tendría sentido. El Premio Nobel portugués José Saramago, autor de *Las intermitencias de la muerte*, se preguntaba qué pasaría si la muerte no lograra matar y su respuesta era contundente: «sería un auténtico desastre». Unos años antes, Jacques Lacan (1972a), afirmaba: «Ustedes tienen mucha razón en creer que van a morir, desde luego; eso los sostiene. Si no creyeran en eso, ¿podrían soportar esta historia?». Tenemos, pues, la certeza de la muerte, pero desconocemos las circunstancias de la muerte de cada uno: momento, lugar y manera. Borges aludía irónicamente a la estadística para recordar que no sabemos quiénes se van a morir, pero sabemos cuántos deberían hacerlo hoy.

Algo similar ocurre con la sexualidad, conocemos nuestra condición de seres sexuados pero la incertidumbre planea sobre nuestro comportamiento «adecuado», puesto que no existe el manual de instrucciones y mucho menos la armonía sexual. Lacan (1981) formuló su conocida frase «no hay relación sexual» para mostrar la incertidumbre absoluta que preside cualquier intento de definición precisa y ajustada de la identidad sexual: qué es un hombre o qué es una mujer. La explosión actual de diversidad sexual —favorecida por las tecnociencias— con todas las vivencias y experiencias de satisfacción, al margen de supuestos anatómicos o culturales, confirma ese aserto lacaniano. La discordia entre los sexos está asegurada, empezando por la discordia propia de cada cual respecto a sus identidades, sus elecciones, sus deseos. Nada de todo eso está garantizado, a pesar del esfuerzo que los algoritmos de Tinder y otras *apps* hacen porque el *match* esté asegurado y proporcione la certeza del encuentro sexual.

Tratamientos de la incertidumbre

Daniel Innerarity (2020) recuerda, y coincidimos con él, que en nuestras sociedades hay «una opacidad estructural que es muy diferente de la ignorancia propia de otras épocas: la intransparencia de un mundo densamente interrelacionado y con tecnologías cuya complejidad hace muy difícil anticipar todos sus posibles efectos».

¿Cómo tratar entonces la angustia que introduce lo incierto para no quedar paralizados o precipitarnos en nuestra conclusión? A nivel individual cada cual se dota de su GPS particular, que no es otro que el algoritmo inconsciente que lo guía con más o menos certeza en la vida, a partir de sus identificaciones y las elecciones que hace. A nivel colectivo, toda civilización ha inventado sus fórmulas. Durante mucho tiempo la religión se ocupó de ofrecer alguna «garantía» en forma de providencia divina. Las incógnitas sobre el futuro no desaparecían, pero había alguien —Dios— que «se hacía cargo» de proveer respuestas o explicaciones. Ése fue, como en el ejemplo del Vizconde Bernabò Visconti, el primer recurso ante lo incierto: a Dios se le suponía el saber absoluto. Más tarde, a partir de la Ilustración, fue la ciencia quién tomó el relevo para encontrar las explicaciones a los interrogantes.

Hoy seguimos aún en ese régimen del saber científico, pero la creencia en esta nueva orientación tiene también sus límites tal y como puso de manifiesto la evolución del conocimiento sobre la transmisión de la COVID-19. Durante un tiempo pareció que la transmisión del virus a través de las superficies era muy importante, y en cambio se desdeñaba la transmisión aérea. Meses después, con la vuelta a la escuela y el final del verano, se invirtió la importancia y se vio que la transmisión por superficies era muy poco importante y en cambio la evidencia acerca de la transmisión por aerosoles se afianzó.[1]

Muchos otros científicos posteriormente han puesto de manifiesto que en todas las ciencias se dan incertidumbres en las medidas y que ese ruido no permite establecer siempre conclusiones simplistas, especialmente cuando estamos ante un proceso dependiente de muchas variables o en el caso de que algunas de ellas sean desconocidas. Curiosamente, hoy vemos como pseudocientíficos —charlatanes habría que decir— usan en vano el nombre de la ciencia para convencernos que tienen explicaciones a cualquier misterio, sea las elecciones de pareja, las infidelidades del varón o los mecanismos neurológicos de los *brookers* de Wall Street. Parecería que para ellos la incertidumbre es un estorbo que invalidaría las promesas científicas.[2]

Esa dificultad estructural de representarnos la muerte y la sexualidad contribuye sin duda al sentimiento de incertidumbre que proyectamos sobre nuestros vínculos sociales, familiares, políticos, culturales…, en definitiva, sobre nues-

---

1. Pino, David. «El riesgo de contagio de COVID-19 en las aulas: la importancia de la ventilación». *The Conversation*, 31/8/2020. Disponible en Internet.
2. Peteiro, Javier. *El autoritarismo científico*. Miguel Gómez, Málaga, 2010.

tras vidas. Freud destacó, además, la división que todo sujeto experimenta en relación a su identidad ya que, más allá
de nuestras intenciones, nos las tenemos que arreglar con
nuestro propio inconsciente, una marca que llevamos escri-
ta sin conocer su texto. Nos creemos unos, pero podemos
ser otros, nada es cierto en esa idea de sí mismo que nos
hacemos.

Algo de eso experimentó una paciente que siempre se
sintió muy segura de sí misma y, como ella dice, «muy franca
en todo». Un día sueña que atraviesa una calle desierta de
una ciudad, y al fondo ve acercarse a su madre y su hermana.
Ambas llevan una máscara que les tapa todo el rostro, van
cogidas de la mano y en silencio. La soñante se asusta y trata
de alcanzarlas sin lograrlo puesto que desaparecen. Cuando
le preguntamos por ese relato del sueño, lo asocia con la angustia de saber que su madre, delicada de salud, estuvo cui-
dando a una hermana fallecida hace dos días por la COVID-19.
El sueño le recuerda también que ella, «tan franca», guardó
silencio acerca de un secreto revelado por esa tía fallecida,
un secreto vergonzoso cuyo peso ahora ya no soporta.

Nos queda un último recurso para la incertidumbre:
crear ficciones, inventar historias que, al estilo del *adagio* ita-
liano «se non è vero, è ben trovato», nos permitan escribir y
nombrar algo de lo irrepresentable. Producir saber en el lugar de la angustia aligera el malestar sin por ello eliminar del
todo la incertidumbre. Se trata, en definitiva, de convivir con
ella, al igual que con el miedo. Este trabajo de construir un
relato, aportar sentido a lo inexplicable, es lo que hemos

practicado durante el confinamiento. Lo hemos hecho a partir de otro virus del que todos los seres hablantes estamos contagiados desde el origen: la palabra, «tejiendo historias —decía Lacan— sobre lo real».

CONFINADOS, PERO NO SOLOS: EL CONTAGIO DE LAS PALABRAS

«Abril es el más cruel de los meses, pues engendra
lilas en el campo muerto, confunde
memoria y deseo, revive
yertas raíces con lluvia de primavera.»

T. S. Eliot, *La tierra baldía*

Con estos versos, inicia T.S. Eliot su famoso poema *The Waste Land*, publicado en 1922, como respuesta a la catástrofe sin apelativos, moral, física y económica, que supuso la Primera Gran Guerra, en medio de la cual apareció también la mal llamada «gripe española». El valor de este poema es poner palabras a una época marcada por la desintegración a todos los niveles, y necesitada de nuevas perspectivas que la sacaran de su particular confinamiento.

Hoy, 100 años después, hemos vivido un mes de abril —y otros— menos cruel, sin duda, y con un aislamiento social muy compartido. Esta pandemia ha supuesto para la gran mayoría de la población mundial encierros de dos, tres y hasta cuatro meses en algunos lugares. Como no podía ser de otra manera, el contacto con los otros se ha mantenido por distintos medios: hemos cantado, aplaudido, compartido miles de memes, enlaces a películas, libros, hablado por Skype/Zoom con toda la familia y los amigos.

Cada día surgía una nueva iniciativa de solidaridad hacia las personas que más necesitaban apoyo por su vulnerabilidad, muchas presenciales, pero también virtuales. Los artistas y los museos ofrecían sus obras de manera gratuita. Se comparte el tiempo, la cultura, los sentimientos, las palabras, en suma. Y, por supuesto, las imágenes a punto de colapsar la red y quizás la capacidad de absorción de muchos de los confinados.

¿Es ésta una respuesta en positivo que se hace frente a todo lo negativo (muertes, enfermos, cansancio de los profesionales, parón económico, recesión futura) o es otra manera de consumo *online* hasta que se pueda volver a la «normalidad» prometida? Algo de esto último resulta inevitable en una sociedad en la que, como dijo Bauman, cualquier idea de felicidad acaba en un supermercado. La desescalada confirmó también que ese ocio virtual era un buen sustituto a falta del consumo presencial. Pero, sin duda, mayoritariamente fue también una muestra de que ante una crisis colectiva sólo caben salidas colectivas. Un cuestionamiento a aquellos —líderes o ciudadanos— que apostaron, desde el inicio, por las salidas individualistas.

Los pánicos colectivos, cuando emergen o cuando entran en un momento crítico, producen fácilmente, como dijimos, el retraimiento personal, la desconfianza y la búsqueda de salidas personales. Luego, cuando el tiempo de comprender permite a cada uno situarse, se impone la lógica colectiva: hay que precipitarse a salir, pero juntos. Lo estamos viendo en las iniciativas científicas de búsqueda conjunta e internacional de vacunas o medicamentos para frenar la pandemia.

El resorte último de estos esfuerzos colectivos no es otro que la angustia, ese afecto real que nunca nos engaña —hay senti(mientos) que sí despistan— y que nos embarga porque es signo de que hemos perdido las coordenadas del mapa en que nos movemos, no sabemos ya donde estamos ni qué será de nosotros. Juntarnos refuerza, al menos, la confianza de que seguimos contando unos para otros, que frente al desamparo en que nos sume la enfermedad y el cuerpo afectado podemos compartir unas palabras. Para nosotros, seres hablantes infectados del parásito del lenguaje (Lacan, 1988) y, por tanto, sujetos permanentes de esa epidemia, el contagio de las palabras —nuestro bien más preciado— es hoy el mejor antídoto que tenemos frente a este virus.

Todo irá bien

Una de las frases más repetidas y compartidas, acompañada de un arcoíris, fue la de «Todo irá bien», frase que denota un anhelo de superar la crisis y un consuelo para los más afectados. No todos la compartían porque se sabe que las emergencias —catástrofes naturales, atentados o pandemias como la actual— siempre hacen aparecer actitudes y sentimientos diversos.

Esta frase tuvo su corolario musical en el éxito de una vieja canción del Dúo Dinámico, versionada en clave coral por muchos cantantes de todo el mundo: *Resistiré*.

«…Resistiré, erguida frente a todo
Me volveré de hierro para endurecer la piel
Y, aunque los vientos de la vida soplen fuerte
Soy como el junco que se dobla, pero siempre sigue en pie
Cuando el mundo pierda toda magia
Cuando mi enemigo sea yo
Cuando me apuñale la nostalgia
Y no reconozca ni mi voz
Resistiré para seguir viviendo…»

El optimismo suele ser más políticamente correcto que el pesimismo y es por eso que no dejábamos de enviar memes y mensajes que apelaban al «todo irá bien», «resistiremos» o «esto lo vamos a vencer». El pesimismo, teñido de angustia, lo reservamos para nuestra intimidad o para los más cercanos.

Esta apelación es lógica por la necesidad que tenemos de poner buena cara al mal tiempo, pero también porque vivimos en una cultura donde ser optimista y feliz es un imperativo, una obligación más que una oportunidad. Incluso tenemos líderes, como Trump o Johnson, que hacen del optimismo (combinado con cinismo) un rasgo de carácter y signo de su radiante narcisismo. Ellos son *The Best One*. Su «éxito» radica en que, al igual que los gurús de la autoayuda, borran toda imposibilidad, cualquier obstáculo. No les importa si deben saltarse unas cuantas normas. Los muros son para los otros, para ellos *Nothing is Impossible*.

Freud tenía otra idea. Como le dijo a su amigo, el pastor Pfíster, el optimismo es un presupuesto, el pesimismo un resultado. Otra manera de decir que la vida nos confronta a nuestros propios límites, los de la naturaleza, del cuerpo y del vínculo con los otros. Coincidió con Kant que educar y gobernar son tareas imposibles, y añadió el curar. Imposible no hay que tomarlo como lo que no se puede realizar, sino como aquello que no tiene una solución garantizada. Ningún maestro/a, ningún político/a o ningún/a psicoanalista disponen del manual de instrucciones que les solventaría cualquier dificultad. Necesitan arriesgar un acto para el cual no hay garantías, a veces funciona y otras no. En cualquier caso, no se puede anticipar con precisión matemática y exige poner en juego el «saber hacer» de cada uno, distinto del *automaton* de la repetición de lo ya sabido.

Pero, justamente porque son tareas imposibles hay margen de maniobra, no todo está escrito ni decidido. Hay, eso sí, que asumir ese axioma de entrada, lo cual permitirá hacer lo posible en cada situación. El otro supuesto, el de la omnipotencia, sólo nos conduce a la impotencia, no a la potencia.

De allí, que en estos tiempos convulsos mejor ser un pesimista advertido. Advertido de que la vida nunca es a riesgo cero y que cada tropiezo implica algo irrecuperable, si bien da la oportunidad de hacer e inventar otra cosa en ese vacío. Advertido de los límites del cuerpo, que puede ser parasitado por un extraño; del planeta en el que habitamos, cuya sostenibilidad tiene un límite; de la avaricia, que desemboca en desigualdades que generan graves conflictos sociales; o de la voluntad de dominio y abuso que mata vidas e impone coacciones a mujeres y niños.

Un pesimista advertido sabe que el primer deber del ser humano es vivir y evitar toda ilusión que lo dificulte. Todos necesitamos ilusionarnos, eso no es un problema mientras no hagamos de ello una religión, mientras no deleguemos en esas ilusiones la potencia que nos falta. Algo de eso ocurre ahora con las tecnociencias, a las que atribuimos superpoderes, entre ellos el de sustituir el acto educativo por un *gadget* o una *app* que monitoriza a nuestros hijos y «los acompaña» para estar seguros.

Ese pesimista apuesta, para vivir, por el encuentro con los otros como la mejor fórmula para compartir la alegría cuando surge. Lacan llamó a esto «el secreto de la alegría». Frente a las contingencias que lo real nos depara —en este caso la COVID-19— hay que inventar y encontrar en ese *impasse* «la fuerza viva de la intervención» (Lacan, 2012a). No se trata de ilusiones, sino de aquello que cause nuestro deseo de vida y que no funciona en solitario. Es la apuesta de que *algo* (nos) irá bien.

TIEMPO DE DUELO: MUCHO MÁS QUE CIFRAS

«¿Qué quieren de nosotros? —pregunta Wilma, tratando de ocultar su irritación—. Esa gente de las pancartas. Por el amor de Dios. Como si nosotros pudiéramos hacer algo.

Dicen que quieren que hagamos sitio. Que nos echemos a un lado. Es lo que pone en algunas pancartas: "Hagan sitio".

Supongo que eso significa "muéranse" —dice Wilma—. ¿Han puesto bollitos hoy?».

Margaret Atwood, *A la hoguera con los carcamales*

El domingo 24 de mayo, en lugar de los artículos, fotografías o gráficos que aparecían de forma regular en la portada de *The New York Times*, hubo sólo una lista: un largo y solemne listado de personas que perdieron la vida debido a la pandemia de coronavirus. En ese momento la cifra de muertos por la COVID-19 en Estados Unidos se acercaba a los 100.000.

En nuestro país, fue *La Vanguardia* el primer diario que a continuación dedicó una sección a recoger testimonios de pacientes y familiares. Es llamativo que los medios tardasen tanto en pasar de contar los muertos a *contar* cosas de los muertos y de sus familiares. El efecto de negación también los afectó, al igual que nos afecta a todos, incluida la propia medicina que, si bien se hace cargo del cuerpo, cada vez le cuesta más hablar de él y lo observa a distancia y con el parapeto de pruebas y aplicativos informáticos. Las pantallas, donde leíamos las cifras diarias, velaban los cuerpos ausentes, borrando así, a modo de defensa, los rastros de las pérdidas reales.

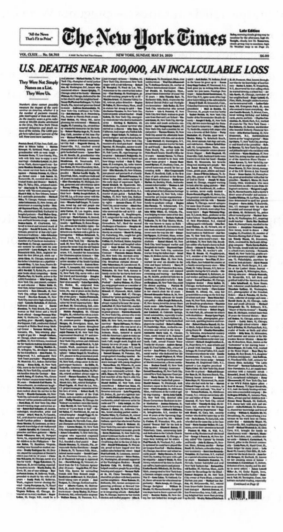

Antes tuvimos la perplejidad y la negación del virus («eso aquí no nos toca»), luego el pánico («podemos morir») y la angustia (un virus que nos asfixia literalmente) y ahora estamos ya en el tiempo de duelo. Más de 53.000 fallecidos en España y más de 2.000.000 en todo el mundo (en el momento de redactar este libro), muchas familias y amigos afectados, de los que la inmensa mayoría apenas pudieron despedirse y muy pocos hicieron el rito funerario que habrían deseado.

Colectivamente, nos está costando conceder un lugar a la muerte: los contamos cada día, pero contamos poco sobre ellos, de momento cuentan sólo como cifras. Por eso, es importante recuperar algo de la singularidad de cada uno/a.

Julia (nombres ficticios), de 80 años, a la que atiendo por teléfono, me explica sus planes para cuando esto acabe: subir a la montaña, a la que nunca dejó de ir, y despedirse allí del que le acompañó durante más de 50 años. Mira fotos, atiende las llamadas de su familia y de amigos que no la dejan sola ni un momento. Sabe que lo peor, el vacío de la soledad, no ha llegado todavía, pero lo intuye cuando se acuesta y se hace el silencio.

Laura, 84 años, tiene un familiar muy cercano entre la vida y la muerte. «Me angustio —me dice— precisamente porque sé qué es eso». Ella perdió a su marido hace 30 años y teme que una nueva pérdida acompañe también ahora a su familia. Vive en su cuerpo la angustia de los suyos, sin poder hacer nada. Está sola, y aunque todos le llaman y le ayudan, nadie la puede «curar» de ese vacío, ahora reactualizado como temor. Le señalo que ella supo encontrar, en su trabajo, la respuesta a ese sinsentido que es siempre una muerte imprevista. Desde entonces no ha dejado de estar activa y aún hoy participa en iniciativas sociales.

Manuela ha cumplido 80 años y nos vemos tras la pérdida de su marido hace unos meses después de una larga enfermedad. No pudo decirle adiós porque ella misma estaba enferma. Vive sola y, como Julia y Laura, cuenta ahora más que nunca con el apoyo de los suyos y también con la angustia de la muerte, la suya propia. Hemos hablado de su historia, de los detalles de una infancia complicada con pérdidas precoces, del coraje juvenil que le permitió salir de su infierno particular y decidir tener otra vida con una nueva familia, la que ella creó. Conoce la soledad, a veces incluso la busca y se hace daño, es su derecho a la rabia. Para ella, la transferencia conmigo le permite un lugar donde puede mostrar su cara menos amable, incluso algún afecto penoso y de odio.

Son mujeres mayores, que tienen que despedirse de un ser querido, sin ceremonia, sin palabras ni el arropo de los cuerpos y abrazos de amigos y familiares. Despedirse en soledad de vidas compartidas durante décadas, con hijos e hijas, aficiones y amistades conjuntas, como si la irrealidad que supone una separación definitiva, aquí se hiciese más real. Algo se ha conmovido para siempre en esa historia y hay que empezar a reconstruirlo de nuevo, pero solas y, como decía Freud, «pieza por pieza».

Los ritos funerarios tienen su función clave en el inicio del duelo, dan tiempo para ir colocando cada imagen, cada recuerdo, cada palabra. Es por ello que hace un siglo, en la

Primera Guerra Mundial, la imposibilidad de recuperar muchos cadáveres condujo a un aumento de sesiones espiritistas y a una proliferación de monumentos cubiertos con los nombres de los soldados que nunca regresaron, y cuyos cuerpos desaparecieron en algún lugar del campo de batalla. La ausencia de rituales desprotege a los vivos.

Johana, de 53 años, ha perdido a su hijo, padre joven, víctima del coronavirus en un hospital de un país lejano. No encuentra palabras a ese sinsentido, sólo imágenes que se le aparecen insistentemente y que le impiden dormir, su estado sigue siendo de alarma permanente, entre la tristeza y la impotencia.

Éstas son algunas de las muchas historias de duelo que hemos visto y veremos en los próximos meses. Nunca es fácil bordear el agujero que se abre en nuestras vidas cuando perdemos algo tan valioso. Muchas veces, es entonces cuando comprendemos el valor de la pérdida, el lugar que el que se ha ido tenía para cada uno y el que nosotros mismos teníamos para él o ella. Ése es el duelo que tenemos que realizar: hacernos cargo de lo que ya no seremos, de lo irrecuperable.

El duelo por los abrazos

Otro duelo, más general porque nos ha tocado directamente a todos, es el del contacto físico. Llevamos un año desde que empezó todo y todavía falta para volvernos a abrazar con la soltura y alegría que lo hacíamos antes. Para algunos/as eso es insoportable y para la mayoría difícil de sostener. ¿Por qué es tan importante el abrazo al otro, para nosotros más que para otras culturas como las orientales, donde la distancia social ya es un protocolo de cortesía?

Seguramente porque se trata de un gesto que trata de suplir lo que no alcanza la palabra, las insuficiencias del lenguaje. El tocar se alarga y prolonga con la mirada, nuevo abrazo virtual. Podríamos incluso hacer una clínica del abrazo, distinguiendo los que rozan levemente al otro, como preservando una distancia, hasta los que se aferran al otro cuerpo y se mantienen así unos segundos, como si quisieran transmitir corporalmente algo que con sus palabras no llegan a decir del todo.

Jacques Lacan destacó cómo los seres hablantes nos constituimos alrededor de un vacío central, de una falta original a partir de la cual vamos construyendo nuestra historia, hecha de encuentros con el otro y con sus dichos. Esa falta que nos constituye es justamente lo que nos hace deseantes —si estuviéramos llenos no habría nada que buscar— y nuestro primer GPS es el lenguaje, ese primer baño simbólico al que todos advenimos. Es nuestra primera herramienta, pero, al tiempo, descubrimos que con ella no alcanzamos a decirlo todo.

A esa insuficiencia, apuntaba Lacan, como ya señalamos, al afirmar que «no hay relación sexual», o sea que ningún hacer (sexual o no) ni ningún decir nos garantiza la armonía con el otro, pues siempre quedará un resto, algo por venir. Los directivos de Tinder, la *app* de citas, lo descubrieron cuando constataron que de los 26 millones de *matches* (coincidencia de gustos) diarios, algunos desembocan en un más o menos breve intercambio de mensajes, pero muchos menos en una relación sexual. La gente se cita para hablar, verse y despedirse con un abrazo o un beso cordial. Tanto es así que tuvieron que grabar y difundir testimonios de usuarios/as que sí habían mantenido relaciones sexuales.

Querían diferenciar su oferta de otra *app* exitosa, Cudder, inspirada en las *cuddle parties,* fiestas muy populares donde se ofrece cariño sin sexo. Al mismo tiempo, los cafés para abrazar y tocar gatos o los grupos de «sin sexo» se revelan como otras opciones para vivir la sexualidad. Más allá de las cábalas de los terapeutas del abrazo acerca de la liberación —que el *touch* facilitaría— de la oxitocina, la llamada hormona del bienestar, lo que cuenta de verdad es que sus clientes, mujeres y hombres más bien jóvenes, se sienten solos y, como promete la web www.cuddlecomfort.com, puedes encontrar otro solitario con el que acurrucarte sin ninguna otra expectativa.

El abrazo es, pues, una suplencia a esa armonía imposible de encontrar en la cama o con las palabras. Su propia gestualidad rodea, con los brazos abiertos, el vacío que se abre para cada uno/a. Los abrazos cubren ese agujero de soledad y nos permiten la ilusión del amor, fórmula popular para mantener los lazos de pareja, familiares o sociales. Al igual que hablamos y escribimos, intentando decir lo que de todas maneras el lenguaje no alcanza, nos tocamos y abrazamos para tratar de bordear ese vacío central. Quizás por ello, los encuentros alrededor de las mesas de las terrazas tienen tanto éxito, son otra forma de rodear el agujero central que se ha reabierto, con la pandemia, en nuestras vidas.

El duelo que nos espera es el asomarnos allí sin el recurso del abrazo, conformarnos con otros modos menos intensos y maneras nuevas que habrá que inventar para superar el «efecto mascarilla», cuyo impacto en nuestras destrezas lingüísticas y comunicativas es también evidente.[1]

1. Cela Gutiérrez, Cristina. «El efecto mascarilla: por qué nos comunicamos mucho peor». *The Conversation*, 6/10/2020. Disponible en Internet.

INFANCIAS CONTAGIADAS

«Ha desaparecido el mundo magnífico y poderoso que yo conocí en los días de mi infancia y de mi juventud. Ha quedado aniquilado. Hoy, yo soy el último superviviente de la peste escarlata, y solamente yo conozco las maravillas del lejano pasado.»

Jack London, *La peste escarlata*

«Jeff y Jenny fueron los primeros, pero muy pronto se les unieron muchos otros. Como una epidemia, extendiéndose rápidamente de país a país, la metamorfosis infectó a toda la raza humana. No alcanzó prácticamente a nadie de más de diez años, y no se salvó prácticamente nadie de menos de esa edad. Era el fin de la civilización, el fin de los ideales que los hombres venían persiguiendo desde los orígenes del tiempo. En sólo unos pocos días la humanidad había perdido su futuro. Cuando a una raza se le priva de sus hijos, se le destruye el corazón, y pierde todo deseo de vivir.»

Arthur C. Clarke, *El fin de la infancia*

Un joven paciente de 10 años, a la semana siguiente del confinamiento, me explica un sueño que transcurría en el ámbito escolar, y en el que aparecía un rey con cara de pocos amigos y se llevaba a todos sus compañeros de clase. Él se quedaba solo y asustado frente al vacío del aula. Cuando le pido si recuerda más detalles, agrega que se alivió un poco al ver que había dejado los libros intactos. Hay que decir que se trata de un niño muy lector, fórmula que lo protege —a modo de defensa fóbica— de los signos inquietantes del deseo del otro. Los libros lo resguardan entre sus páginas de la mirada o la voz de profesores, padres o compañeros que podrían preguntarle, criticarle o simplemente invitarle a algo. De esta manera, los mantiene a distancia.

Un trauma contagiado

Este ejemplo nos introduce a algunas reflexiones sobre el impacto particular que la pandemia ha tenido en las infancias y adolescencias. La primera sería constatar —como se ve en el sueño de este niño— que ellos y ellas también se han contagiado y son, asimismo, capaces de contagio. Del virus, por supuesto, pero sobre todo de los miedos y temores que se propagan a su alrededor y a los que ellos dan forma como una primera operación de acotar esa angustia que puede desbordarse.

Nos referimos anteriormente a la irrupción de la pandemia como un trauma, un acontecimiento colectivo del que nadie está a salvo. Y no sólo por nuestra condición de seres biológicos susceptibles de contagio, sino porque todos y todas somos seres hablantes, nacidos en la patria del lenguaje y tocados por él hasta constituir, cada uno, su propia lengua. Somos hablados antes de nacer (nos buscan nombre, se crean expectativas alrededor de nuestra llegada al mundo, nos auguran destinos...) y nada más nacer, como dijimos, nos damos un primer baño de lenguaje con los dichos de aquéllos que nos cuidan y rodean.

Esos primeros sonidos que escuchamos, carentes por completo de sentido, van dejado huellas en el cuerpo y producen un doble efecto. Por un lado, nos proporciona un primer recurso simbólico para dirigirnos al otro y pedirle o exigirle. Es el inicio del vínculo. Pero, al mismo tiempo, hay un efecto traumático porque acceder al lenguaje nos aleja de la satisfacción original, que queda ya perdida para siempre. A partir de allí, sólo podremos relacionarnos con la realidad mediante el lenguaje. Decía Hegel que el lenguaje era el asesinato de la cosa porque ya entre la realidad y nosotros hay la mediación de la palabra que la nombra. El autismo nos muestra cómo no todos aceptan esa mediación y algunos prefieren quedarse al margen de ese vínculo.

La satisfacción y las historias que empezaremos a contarnos tienen ahora una nueva herramienta. Por eso podemos decir que todos somos hijos del trauma, pero para cada uno y cada una, ese trauma, evoca su propio agujero, con sus tiempos y formas siempre singulares. No hay, dijimos, una vivencia colectiva de una crisis o de un trauma.

Para los niños, el trauma se aprehende primero a partir de los efectos captados en los adultos que los rodean. A lo largo de la pandemia hemos visto cómo los niños/as eran depositarios de todos los fantasmas adultos, desde aquéllos que proclamaban su inocencia y pureza, como si el virus no pudiera infectarles, hasta aquéllos que, por el contrario, los consideraban como enviados del mal: impuros y contaminantes bajo su apariencia inocente.[1] La infancia, de nuevo, nos devuelve nuestro propio mensaje de forma invertida.

Virus y condiciones sociales

La segunda revelación de la pandemia ha sido la confirmación de algo que ya sabíamos, por la historia,[2] y es que los virus también son clasistas. Este acontecimiento pandémico global nos iguala y colectiviza y al tiempo revela nuestra desigualdad y singularidad. Por eso hablamos de infancias más que de Infancia, categoría universal de difícil aprehensión. Las condiciones sociales, familiares y económicas han sido muy importantes ya que han delimitado el cumplimiento mismo de las medidas sanitarias: la distancia, la higiene, la mascarilla y la desinfección. Y, sobre todo, el espacio de juego y socialización que, sabemos, es crucial para los niños/as. La brecha digital, entendida como la diferencia en el acceso a las tecnologías (portátil, conexión, conocimientos), se ha revelado el efecto de una desigualdad social, a veces muy notable (Žižek, 2020).

Niños/as confinados en casas con terraza, jardín (e incluso piscina) *versus* otros confinados en una habitación con el resto de la familia, sin espacio de trabajo y sin apenas inti-

1. Lee, Benjamin y Raszka, William V. «COVID-19 Transmission and Children: The Child Is Not to Blame». *Pediatrics*, agosto, 2020. Disponible en Internet.
2. Lalueza, Carles. «Las pandemias del pasado». *La maleta de Portbou*, n° 42, septiembre/octubre 2020. Disponible en Internet.

midad. Mientras unos pueden conectarse fácilmente y recibir apoyos de la familia, otros deben apañárselas con lo que tienen y, en muchos casos, obligados por ello a abandonar el seguimiento de las clases.

Objetos de deseo y de goce

La tercera constatación es que esta pandemia ha puesto a cielo abierto la condición de objeto de los niños/as en lo que Freud llamaba la economía libidinal familiar, el valor que los hijos tienen en términos afectivos y emocionales. Desde el psicoanálisis sabemos que, junto a su estatuto de sujetos de pleno derecho, reconocido por la Convención de los Derechos del Niño y por otras normativas legales, los niños también ocupan un lugar de objeto para el Otro familiar (padres, adultos próximos). Y lo hacen de maneras diversas.

En otro trabajo anterior (Ubieto; Pérez, 2018) sostenemos la tesis de lo híper como un nuevo paradigma que define el actual estatuto de la infancia y la adolescencia. Ya no se trata, ahora, de proyectar en los hijos nuestros ideales adultos para que les sirvan de referencia —como fue durante nuestras infancias del siglo XX—, sino de compartir con ellos nuestro modo de gozar en la vida. Un goce que, en pleno siglo XXI, se caracteriza por no admitir muchos límites ni espera alguna, y su exceso termina desbordando y poniendo en cuestión los marcos simbólicos antiguos. Lo vemos, por ejemplo, en esa compulsión a adquirir cada nuevo *gadget* que sale, sin descartar para ello hacer colas durante toda una noche o invertir en él parte del dinero reservado a otras cuestiones más básicas.

La satisfacción —que en psicoanálisis llamamos goce—, a diferencia del deseo, no requiere de la participación del otro, o en todo caso basta con que ese otro haga de objeto. El goce funciona autoeróticamente y por eso podemos estar horas encerrados con un objeto (videoconsola, móvil) sin necesitar de nadie más. Incluso, podemos estar con alguien, pero tomarlo como un objeto (a cuidar, a abusar, a tirar...). Sólo el amor permite que ese goce autoerótico se enlace al deseo e incluya entonces la dimensión de la alteridad. Es lo que ocurre cuando renunciamos a un placer solitario porque preferimos compartir con el otro, al que queremos o apreciamos, un paseo, una charla o cualquier actividad.

La veneración actual de lo híper, esa pasión de obtener el goce máximo sin trabas, no deja mucho lugar al amor ni a los vínculos. Arrasa con todo ello y lo sustituye por el imperativo del goce: niñas vestidas de mujercitas, niños talentosos (o no) sometidos a todo tipo de competiciones. La pandemia nos ha mostrado también eso. Casi al día siguiente del confinamiento, todos los alumnos ya tenían o bien clases *online* o bien ejercicios de todas las materias, enviados regularmente por parte de sus profesores. La idea es que no había tiempo que perder y que, si se suspendía la transmisión de conocimientos, algo de la excelencia buscada se pondría en peligro. Ese funcionamiento *non stop*, una hiperactividad adaptativa (no patológica), se imponía también para la infancia. Como decía antes, enseguida vimos que no todos podían seguir el ritmo. Algunos, por falta de recursos, de espacio o de tiempo se iban quedando rezagados.

Por otra parte, ya disponemos de estudios que confirman que la educación presencial con algunas clases *online* (no más de 45 minutos a la semana) es mucho más efectiva que la escuela virtual.[3] Estos datos provienen de la escuela virtual planificada, los resultados de la educación en línea durante la pandemia pueden ser, sin duda, peores. Seguramente, el futuro de la educación pos-COVID pasa por un híbrido de la presencia y lo virtual, pero habrá que situar la presencia como vector irrenunciable.

No hay que olvidar, además, el riesgo que implica la creciente injerencia directa de las empresas, de las fundaciones privadas, los bancos, las redes, los buscadores, etc., que participan cada vez más de la toma de decisiones en las políticas y prácticas educativas, ofreciendo productos al mercado vinculados al *e-learning*.[4]

Frank Bures, un editor de Minneapolis, publicó un testimonio directo titulado «Lo que mis hijos aprendieron cuando no estaban en la escuela».[5] Allí explica cómo el cie-

---

3. Bettinger, Eric, *et al.* «Does edtech substitute for traditional learning? Experimental estimates of the educational production function». *National Bureau of Economic Research,* no. w26967, 2020.

4. Imbernón, Francisco. «¿Se ha convertido la educación en un negocio que aprovecha la pandemia?». *The Conversation,* 27/9/2020. Disponible en Internet.

5. Bures, Frank. «What My Kids Learned When They Weren't in School». *The Atlantic,* 22/7/2020. Disponible en Internet.

rre de la escuela de sus hijos les dio una educación que no podrían haber recibido de otra manera. Asistieron en directo a los sucesos del asesinato, por parte de la policía, de George Floyd y a todo el movimiento de protestas Black Lives Matter posterior. La calle, nunca mejor dicho, fue su escuela de la vida.

La pandemia ha puesto de manifiesto también esa dificultad de conciliación entre la vida familiar, con sus lazos afectivos siempre presentes, y las cosas de afuera, aquellas tareas donde hay otro deseo puesto en juego: trabajo, amigos. Eso se ha expuesto tanto para los adultos como para los niños. Las dificultades objetivas para trabajar y cuidar al mismo tiempo son reales —y especialmente complicadas para muchas mujeres que deben asumir solas esos cuidados—, pero también hemos visto cómo en algunos casos la posición subjetiva de cada cual las ha agravado. Casos de parejas separadas en los que no se han cumplido las medidas de guarda-custodia por dificultades de uno de los *partenaires* para separarse, y sin que la justicia haya intervenido, o situaciones de confort manifiesto en la dinámica familiar y en los lazos del cuidado que han impedido salidas o búsquedas de trabajo, una vez se relajaron las restricciones.

Para algunos niños, el confinamiento no ha sido tampoco un oasis de tranquilidad, sino a veces el infierno de un ambiente de violencia e intimidación. Han asistido a escenas de violencia machista que han aumentado significativamente.

Finalmente, hemos constatado el apego fiel de niños/as a las pantallas, ese empuje a mirar y ser mirados que todos, en un grado u otro, tenemos. No ha sido ninguna novedad. En la investigación ya citada (Ubieto, 2019), que publicamos unos meses antes del confinamiento, *Del padre al iPad. Familias y redes en la era digital*, ya certificamos el papel central que las pantallas —y la realidad que generan— tienen para niños y jóvenes. Tanto en lo que se refiere a la búsqueda de reconocimiento y a las cuestiones más identitarias/culturales jugadas en el vínculo al otro, como en la propia satisfacción que producen, ligada al cuerpo.

Miran a las pantallas tanto como las pantallas a ellos. Para muchas madres, padres e hijos, ha supuesto un alivio tener a su alcance esa realidad que los aleja un poco de lo familiar. Al tiempo, ha revelado para cada uno su relación sintomática con esos *gadgets* el hecho de que toda realidad es al tiempo virtual.[6] En cierto modo, y más allá de los alarmismos sociales sobre su supuesta «adicción», hay que tener en cuenta que esa realidad virtual ha venido a ocupar, para niños/as y adolescentes, el lugar de la escuela, suprimido como espacio extrafamiliar.

Malestares en la pandemia

Los niños/as, en su condición de seres hablantes, gozan, como hemos visto, con sus objetos y en ese circuito pulsio-

---

6. Dessal, Gustavo. «La infección es biológica. La pandemia es política». *Blog Zadig*, 9/4/2020. Disponible en Internet.

nal miran y tratan de incluir al otro. Por eso, la socialización y el encuentro con sus semejantes son tan importantes. El sueño de mi joven paciente lo desvelaba bien al destacar la pérdida que el Rey Coronavirus implicaba para él.

Ese déficit socializador ha tenido —y sigue teniendo— un impacto en su salud.[7] Evitando caer en el dramatismo mediático, muchas veces azuzado por los propios psicólogos o psiquiatras, hay que resaltar algunos síntomas que hemos constatado en estos meses; la mayoría leves y pasajeros, pero no por ello menos importantes.[8]

En primer lugar, los trastornos del sueño en sus diversas manifestaciones: pesadillas, insomnio, miedos nocturnos. Sabemos la importancia de ese momento de separación que es el dormir y cómo cuando algo irrumpe bruscamente (accidente, robo, muerte, epidemia), se precisa un tiempo para restaurar algo de ese tejido simbólico roto y poder volver a dormir y soñar sin sustos.

En segundo lugar, los trastornos ligados al humor y sus variaciones, desde la euforia hasta la tristeza o incluso los acentos más melancólicos. Joan es un niño de 9 años que presentó un cuadro depresivo al poco tiempo del confina-

---

7. Bond Mental Health and Psychosocial Disability Group. *Covid-19 and mental health: immediate and long-term impacts*, 28/7/2020. Disponible en Internet.
8. Asociaciones Profesionales de Psiquiatría y Psicología Clínica. *Salud Mental en la Infancia y la Adolescencia en la era COVID-19*, 3/7/2020. Disponible en Internet.

miento. Comía poco, dormía en tensión y por el día apenas podía concentrarse en sus deberes. Me explica, por videollamada, que está triste por su abuelo que sufre de asma. Ha escuchado comentar algo a sus padres, ha observado con detalle los cambios de tono de voz y el semblante triste de la madre y hace poco le preguntó a la maestra si el coronavirus afectaba a los asmáticos. Para él, su abuelo es quien le acompaña diariamente al colegio porque los padres tienen horarios de trabajo complicados, incluyendo un padre muy ausente por largos viajes laborales. Le propongo que lo llame cada día y comenten las novedades escolares y los asuntos de pájaros que se llevan entre manos (el abuelo es su maestro en el conocimiento de los pájaros, animales que cuida desde hace mucho tiempo). Al cabo de unos días, Joan y sus padres me comentan que se encuentra mejor, más tranquilo y me explica que aprovecha las videollamadas con el abuelo para «seguir las clases» con él. Es su manera de restaurar el lazo con el abuelo y al tiempo verificar que sigue bien.

Otro de los ámbitos sintomáticos ha sido el de la conducta. Para muchos niños, la movilidad no sólo no es un problema en el aprendizaje, sino que es su solución privilegiada. En un universo multisensorial, donde cualquier episodio de dibujos animados o un video de YouTube o TikTok tiene más estímulos que las cinco temporadas completas de Heidi (si las hubiese) y donde los publicistas consideran que 5 segundos es el tiempo máximo que concedemos a un anuncio, un artículo o la carga de una página web, es difícil pedirles que se estén quietos durante períodos largos de tiempo.

Moverse es una manera de regular también el vínculo al otro. Eso, en la pandemia, es complicado y más cuando la casa no ofrece muchas posibilidades.

Una cuarta dificultad la hemos constatado en los aprendizajes donde, al igual que para muchos adultos, se han observado importantes dificultades de concentración y un bajo rendimiento académico. Las causas —algunas ya las mencionamos anteriormente— son diversas y habría que añadir la angustia difusa que ellos y nosotros hemos mantenido durante este tiempo. Las consecuencias reales del virus (muertes, pérdidas económicas y de lazos) han requerido de buena parte de nuestra atención y la han desviado de un trabajo intelectual que exige siempre una cierta tranquilidad. La fórmula de enseñanza *online* no ha ayudado mucho, en ese sentido. Por otra parte, hay que considerar que la escuela no es sólo un lugar de instrucción, es también una oportunidad para muchos —como ya comentamos— de salir del entorno familiar, a veces muy asfixiante e incluso violento.

Finalmente, hemos detectado un aumento de los miedos infantiles nocturnos y diurnos. Algunos se han hecho más evidentes en el momento de la desescalada, como reacción fóbica a la salida. Para muchos niños/as no ha sido fácil recuperar la calle y el contacto con los amigos, y más cuando durante el primer tiempo debían hacerlo sin apenas contacto físico, con mascarilla y con muchas actividades de juego habituales (parques) clausuradas.

ADOLESCENTES: SIN FÓRMULA *CONTACTLESS*

«El gozar y el beber mucho y el andar solazándose, y el satisfacer todos los apetitos que se pudiese, y el reírse y burlarse, era medicina infalible contra el mal.»

Giovanni Boccaccio, *El Decamerón*

«La vida y el placer estarán asegurados mientras dure la fiesta. Se han abolido muchas prohibiciones y separaciones; se permiten y favorecen acercamientos totalmente inusuales.»

Elias Canetti, *Masa y Poder*

El estado natural de las adolescencias es el confinamiento. Todos, ellos y ellas, están contagiados del virus *Pubertad 12-18*, que los parasita durante un largo tiempo, a veces incluso mucho más. Ese virus convierte su cuerpo en un elemento extraño, que no para de darles signos de alarma e inquietarles porque no conocen su funcionamiento, ni disponen del manual de instrucciones, ni por supuesto de la vacuna. Modifica sus relaciones familiares, escolares, sociales y sobre todo su vivencia de la sexualidad que pasa a un primer plano. Es un nuevo parásito que los aleja del mundo infantil y, sin un destino claro, los deja en cuarentena.

De ahí su confinamiento, refugiados en su habitación y preparados para ese largo encierro con todo tipo de *gad-*

gets.[1] Todas las madres y padres saben el día que empieza esa cuarentena, es el mismo que deciden cerrar la puerta e impedir el acceso libre. A partir de allí hay una frontera para acceder y unas condiciones, la movilidad se restringe y las actividades parentales también. El gran éxito entre los adolescentes de los *reality show* no es ajeno a esta vivencia que todos tienen.

La adolescencia —hoy más larga que nunca— es un riesgo en sí misma porque ese virus que los parasita a ellos/as se hace presente en forma de imperativo: ¡Goza! Sin que al mismo tiempo dispongan de algunos recursos tradicionales como ritos de pasaje eficaces. No se le puede ignorar, nadie es inmune y hace falta todo un recorrido para generar anticuerpos.

Freud uso una metáfora muy esclarecedora para ilustrar el *impasse* de la pubertad: están en medio de un túnel oscuro y deben cavar dos salidas al mismo tiempo. La que les convertirá en miembros de una sociedad adulta en la que llevar a cabo sus proyectos y aquélla otra que les permitirá posicionarse sexualmente, elegir una pareja o una manera propia de obtener la satisfacción sexual.

La primera salida es la que los adultos les recordamos más a menudo, si bien la que les preocupa más es la segunda porque para ésa andan más cortos de referencias. Hay muchas personas influyentes —sus primeros *influencers*— para ayudarles a elegir profesión, empezando por los propios pa-

1. Feixa, Carles. *Adolescentes confinad@s*. Ned Ediciones, Barcelona, 2020.

dres, pero no hay ninguno para arreglárselas con la sexualidad. Entre otras cosas porque, a diferencia de las matemáticas o la historia que se pueden enseñar, la experiencia de la sexualidad no se puede transmitir. Como la propia palabra indica, sólo se puede experimentar y eso empieza siempre de nuevo para cada uno/a. Hay clases de sexología, pero eso no garantiza que lo enseñado pueda replicarse como modelo.

Por eso, los jóvenes confían en ellos mismos y se refugian en el grupo para esas iniciaciones, las sexuales y otras (consumos, aventuras, transgresiones). El grupo produce la ilusión de un saber compartido y alivia la angustia de la soledad ante las metamorfosis de la pubertad. Aquí ni siquiera sus *influencers* más destacados en la red tienen mucho que decir y es por eso que los *youtubers, booktubers...* se especializan en juegos, moda, libros, música y no se entrometen en dar consejos sobre la sexualidad, tarea en la que difícilmente triunfarían. Sólo algunos/as de ellos se ocupan de esos temas, pero más como expertos que como *influencers*. Ese recurso al grupo en lo referente a la sexualidad se complementa bien con el aumento de la pornografía como vía regia actual para acceder a esa experiencia, tal como ya analizamos con detalle en un trabajo anterior (Ubieto, 2019).

El verdadero riesgo vital de los jóvenes

Cada joven, ellos y ellas, tienen que domesticar ese cuerpo que no cesa de enviarles señales de tensión. Por eso lo musculan, lo tunean, lo intoxican, lo manipulan, e incluso lo abandonan dejándolo tirado. Ése es el verdadero riesgo vital de las adolescencias.

Para sobrevivir disponen, pues, de un refugio exterior: la calle y la pandilla, especialmente aquellos lugares donde pueden eludir la mirada y la voz adulta: parques, lugares deshabitados o poco frecuentados, bares o centros exclusivos para ellos. El uso de sudaderas con capucha, de *skates* o patinetes, de auriculares grandes, todo ello son herramientas necesarias para mantenerse fuera de la vista y de la escucha de esa presencia del otro que los inquieta y perturba. Se trata de deslizarse por el mundo, manteniendo una vía de escape de lo que para ellos es un juicio permanente, en un momento donde su propio juicio— el que cuenta— no siempre los absuelve.

Otro refugio, cada vez más vital, son las redes sociales, donde se construyen avatares, vínculos y viven su vida con alegrías, disgustos, violencias. Es su segunda vida (*Second Life*) y a veces la más importante.

La COVID-19 les mutiló, en su inicio, el refugio callejero y los confinó en la habitación, pero en riesgo de observación 24 horas por parte de los padres/madres. Esto, en ocasiones, devino un problema porque quedaban demasiado expuestos, demasiado vistos y demasiado ordenados/hablados. No tienen, entonces, el recurso de esconderse de esa mirada y esa voz de los adultos. Sólo la puerta cerrada de la habitación, las pantallas y los auriculares actúan como freno a «los invasores». Tampoco tienen otros recursos para domesticar a la fiera (el cuerpo que los acosa todo el tiempo), como las prácticas grupales de iniciación a los consumos, el sexo, el riesgo, o los ritos de tuneo y musculación del cuerpo.

Hizo falta, pues, tomarse con calma la novedad y no intentar recuperar de golpe —empujados por un afán de aumento de la productividad y por un vacío que nos dejó a todos mudos— el tiempo perdido, poniéndoles más deberes escolares, forzando esas conversaciones pendientes, intensificando la vida familiar. Si lo hacemos así, esto puede ser fuente de conflictos sin el comodín de «me voy» con portazo incluido.

Un curioso fenómeno detectado en los inicios del nuevo curso (septiembre de 2020) fue el aumento notable de los Trastornos de Conducta Alimentaria en adolescentes que, en algunos casos, requirió de hospitalizaciones. Podemos plantear la hipótesis que esa respuesta tuvo que ver con el efecto de encierro y control de sus hábitos alimenticios por parte de los padres. Antes de la pandemia cada una (afecta más a las chicas) se regulaba las ingestas y sorteaba la presión adulta en sus itinerarios casa/escuela/calle. El hecho de no poder hacerlo en el confinamiento favoreció la aparición de estos trastornos.

Mejor, pues, tratarlos como si estuvieran contagiados —que lo están del otro virus— y convivir en un doble confinamiento: algunos espacios y tareas compartidas con ellos/as y otras en solitario, ellos y nosotros.

Jóvenes a cara y cuerpo descubierto

El problema surgió en el momento de la salida. Como relata Boccaccio, a propósito de sus coetáneos, víctimas en el siglo XIV de la peste bubónica que asoló Europa proveniente de Asia, junto a la religiosidad extrema se observó también una relajación y una entrega al placer como antídoto a una muerte inminente. ¿Por qué el coronavirus resultaría grave para los jóvenes si ellos ya tienen su propio virus con el que luchan día a día? ¿Cómo pensar en distanciarse de aquéllos con los que pueden reconocerse, autoafirmarse, vivir de manera «auténtica»? ¿Cómo podría ser eso un problema si justamente es su solución? La fórmula *contactless* no es para ellos y ellas.

Una de sus principales armas son las ilusiones que se crean y que alimentan. Esas fantasías son operativas porque les ayudan a comprender el (su) mundo y les permiten trazarse objetivos. Las hay de varios tipos y, junto a las que van dando forma al presentimiento que todos tienen de que un día se harán adultos y tendrán sus propias cosas, hay también las que pueden dejarlos atrapados en el túnel.

Una de ellas es la de la invulnerabilidad, la creencia de que ellos por su condición joven estarían a salvo de los límites que impone el cuerpo (degradación, enfermedades, capacidades). Eso los empuja a las llamadas conductas de riesgo. El hecho de que, además, en este caso, muchos sean asintomáticos no hace sino confirmarlos en su tesis.

Otra ilusión es que los límites impuestos derivan de una norma encarnada por los adultos (padres/madres, gobierno, sanitarios) y por tanto posible de transgredir. Desconocen así que el virus impone sus propias leyes y lo hace de manera implacable y sin negociación ni transgresión posible.

La tercera ilusión es que el contagio no puede venir de lo familiar conocido (amigos, convivientes) ya que se trata de un ente extranjero y que sólo los extraños podrían portar.

No todos los jóvenes ignoran las medidas de protección, algunos las respetan. Seguramente aquéllos que menos apoyo encuentran en el grupo para resolver sus dudas sobre cómo abordar todas las novedades que les trae la pubertad, y que implican vérselas con un cuerpo cambiante por la emergencia de la sexualidad en el primer plano. Ese sentimiento imperativo de que deben resolver ese asunto los lleva, a algunos, directos al grupo para hallar allí las respuestas, pero otros, en cambio, prefieren buscarlas solos. Estos últimos aceptan mejor el distanciamiento porque ésa era ya antes su fórmula de transitar la adolescencia, y la distancia les da más tiempo para pensar las respuestas.

¿Cómo animar al resto de adolescentes, aquéllos que se resisten a cumplir con las medidas, a protegerse de ellos mismos? En primer lugar, sabiendo que es más importante el lugar desde donde se escucha algo que el contenido de lo que se dice. Ellos (como nosotros) escuchan a aquéllos a los que suponen algún saber, a sus *influencers*. Por eso, los mensajes preventivos deberían tomar en cuenta eso y promover contactos seguros. Aceptar un «No» requiere primero recibir un «Sí»: sí a los lazos, no a la irresponsabilidad.

En segundo lugar, tener en cuenta que los contenidos deben apuntar no a la normativa sino a producir efectos de responsabilidad vinculados a otros (amigos, familia) para los que sus actos podrían tener consecuencias graves. Una suerte de empatía por los más vulnerables.

En tercer lugar, visibilizar social y mediáticamente —*influencers* mediante— los efectos graves que la COVID-19 tiene también entre algunos jóvenes.

Finalmente, y para cuando falle lo anterior —porque sabemos que no todo es educable y que no todos consienten renunciar a su satisfacción— existen las sanciones y la vigilancia. Su irresponsabilidad, a diferencia de los que la justifican con su cinismo, es una falsa salida temporal. Falsa porque no les saca del *impasse* y temporal porque no es una conclusión definitiva, les queda margen para rectificar.

TODOS SOMOS NEGACIONISTAS
(UNOS MÁS QUE OTROS)

«Las aprensiones de la gente estaban igualmente multiplicadas por los engaños de aquellos tiempos, en los que, según creo, las gentes eran, no puedo imaginar por qué causa, más adictas de lo que nunca fueron, antes o después de entonces, a las profecías y conjuros astrológicos, sueños y cuentos de viejas. No sé si esta infeliz disposición estuvo o no fomentada por las locuras de algunos que recibían dinero por ello —es decir, imprimiendo predicciones y pronósticos—; pero lo cierto es que los libros los espantaban terriblemente.»

Daniel Defoe, *Diario del año de la peste*

Al poco tiempo de empezar a dejar atrás el confinamiento para salir a la calle, constatamos estilos diferentes. Los hay que hicieron objeción a las nuevas modalidades del lazo social, al distanciamiento que los aleja del otro y los deja solos con su marca. Alina, de 14 años, no quería salir porque —decía— lo hizo el primer día y sólo encontró miradas de rechazo, gente que se apartaba de su lado como si fuera una apestada, un cuerpo capaz de infectar. Es consciente de que es una sensación subjetiva, pero prefiere no volver a esa «nueva normalidad».

Otros se resistían a salir por el miedo al contagio y a la muerte. No confiaban en producir suficientes anticuerpos para frenar el embate del virus. Es el caso de Sofía, de 75 años y con una salud delicada, que ha visto morir a demasiada gente de su generación, antes de la COVID-19 y también víctimas de ella. Nada fuera de su hogar le anima lo suficiente para asumir ese riesgo. Prefiere la soledad «segura».

También niños, como Luis (10 años), se resistían a salir porque temían que eso que oyen en casa, y por la televisión, sobre la muerte y el virus les alcance a ellos. El miedo a la muerte de un familiar —miedo habitual en algún momento de la infancia— aumenta por lo real del virus y por las reacciones de alarma observadas en los adultos. Los temores latentes cobran vida, y la respuesta fóbica aparece como una defensa lógica ante un objeto tan versátil e ilocalizable como el coronavirus.

Para todas aquellas personas que habitualmente viven su entorno como hostil, la salida es el regreso a la vieja normalidad. Aquélla en la que la realidad se confunde con sus peores temores, que viven en un estado de permanente alarma. No esperan nada de su capacidad de generar anticuerpos porque saben que no existe vacuna para la maldad y el odio. Sólo la reclusión les parece una buena medida «sanitaria».

Los que prefieren no saber

Para la mayoría, salir supuso una oportunidad que aprovecharon tomando precauciones, sin ignorar ni los riesgos ni su propio miedo, sentimiento necesario para autoprotegerse. Laia tiene sus rituales de salida que incluyen la mascarilla, los guantes y el gel. Al volver, sigue también una secuencia de acciones de desinfección. Le resulta molesto, incluso duda si todo eso será «realmente necesario», pero de momento es su modo de salir segura.

Junto a ellos, están los que hicieron caso omiso a las indicaciones sanitarias, que salieron sin mascarilla y sin guardar las distancias, obviando incluso las limitaciones de movilidad. ¿Son sólo irresponsables que quieren gozar de la vida sin restricciones, o los anima algún otro tipo de deseo, desconocido incluso para ellos mismos?

Algunos tan conocidos como los presidentes Trump y Bolsonaro, la artista Ouka Leele o los cantantes Madonna y Miguel Bosé. ¿Qué tienen en común? Que son famosos —y por tanto *influencers*— sin duda. Pero, también comparten entre ellos y con mucha más gente, de diferentes creencias religiosas o políticas, una posición de negación de la realidad de la pandemia. Para algunos ni siquiera existe, para otros es inocua y todos coinciden en que la versión oficial de la OMS y los gobiernos supone un atentado a la libertad individual. La confusión entre libertad y soberanía supone que cada individuo es «soberano» para disponer de su vida y de la de sus semejantes, por lo que puede reclamar la libertad para matar, para ser contagiado y contagiar a otros, aun a riesgo de causarles la muerte. Es una tesis «heredera de la vieja moral guerrera, aristocrática y patriarcal, que exalta la lucha violenta contra los otros para imponerles de forma tiránica la propia voluntad, y en cambio menosprecia como femenino, servil y cobarde todo lo que hace posible la vida humana y sustenta las instituciones colectivas: el cuidado, el apoyo mutuo, la responsabilidad, la cooperación, la solidaridad».[1]

Siempre ha habido objetores que, en nombre de la libertad —eufemismo siempre atractivo de la voluntad/capricho individual— o del anti-intelectualismo[2] se han opuesto a las restricciones colectivas. Lo novedoso es el alcance global de su impugnación. Y, sobre todo, la conjunción de una amalgama de posiciones heterogéneas, desde la extrema derecha hasta la izquierda radical, pasando por el fanatismo religioso y las terapias alternativas.

¿De qué pegamento tan poderoso se trata, capaz de ensamblar semejantes piezas sueltas? Tradicionalmente, las masas se cohesionaban en base a dos hechos: la existencia de un enemigo común y la presencia de un líder que aglutinaba, en su persona, ese malestar diverso. A partir de este efecto grupal, los integrantes de la masa se declaraban hermanos entre ellos y dispuestos a defenderse y morir por los ideales compartidos. Ésa fue la lógica, a grandes rasgos, con la que Freud analizó la *Psicología de las masas* y sus manifestaciones en el siglo XX: fascismo, comunismo. Un trabajo que recoge muchas conclusiones interesantes de su experiencia en la

---

1. Campillo, Antonio. «Libertad para matar: la cruzada de los negacionistas de la pandemia». *The Conversation*, 10/11/2020. Disponible en Internet.
2. Hofstadter, Richard. *Anti-intelectualismo en la vida norteamericana*. Gredos, Madrid, 1998.

Primera Guerra Mundial, catástrofe que terminó con el mundo de ayer que tan bien describió su amigo Stefan Zweig. Lo esencial es que el hombre no quiere siempre su propio bien, que su *software* no busca «por defecto» la felicidad, como solemos dar por supuesto, sino que encuentra también un bien en el mal.

A ese empuje a la autodestrucción le llamó pulsión de muerte. Pruebas no le faltaban en aquel momento, y a nosotros tampoco: consumos que nos devoran, vacaciones que nos dejan en la cuneta, relaciones que nos intoxican, discursos que nos matan… Jacques Lacan, años más tarde, y tras haber vivido una Segunda Guerra Mundial, renombró esa pulsión como «goce», concepto que une nuestras ganas de vivir y, al tiempo, de hacernos daño. Todos estaríamos afectados —y divididos— por ese doble modo de funcionamiento.

Burbujas de odio

La pandemia nos ha confrontado, precisamente, con la vulnerabilidad del cuerpo y nos ha desvelado que, más allá de ese envoltorio simbólico e imaginario con el que nos vestimos, finalmente tenemos un cuerpo real que puede enfermar, degradarse o morir. Lo hemos sabido siempre y por eso pasamos tanto tiempo, las últimas décadas, tuneándolo, musculándolo, depurándolo, disciplinándolo. Es nuestra principal consistencia y a veces nos resulta amable y otras muchas odioso (es por eso que también somos duchos en intoxicarlo o maltratarlo). En cualquier caso, siempre es una fuente de angustia, de ese «miedo al miedo» tan contagioso, como estamos viendo. No es casual que entre los «líderes» negacionistas encontremos entrenadores corporales (yoga, *fitness*, terapias alternativas).

En ese odio hacia nosotros mismos, que se genera por lo que nos resulta poco amable de nuestras vidas y maneras de ser, está la clave de lo que nos agrupa. Los movimientos negacionistas son burbujas donde resuena el odio de cada uno en una voz aparentemente común. El enemigo no es otro que ellos mismos, pero la voz amplificada de las redes sociales y el impudor de algunos, lo proyectan en los otros: gobiernos calificados de autoritarios por su gestión de la pandemia, colectivos inmigrantes estigmatizados en el discurso de políticos racistas, reivindicaciones feministas despreciadas y rechazadas en los discursos machistas.[3]

No es ajeno a esa lectura paranoica el auge que el negocio de los búnkeres —y no sólo para ricos— está teniendo en Estados Unidos. Robert Vicino, el fundador de la empresa que los fabrica, Vivos, lo explica muy claro: «No estamos avivando el miedo. El miedo está ahí fuera. Escuche las noticias. Lea su propia publicación. No estamos creando el miedo. Lo estamos resolviendo. Somos una resolución para los miedos. Le estamos dando tranquilidad a la gente».[4] La pa-

3. Alemán, Jorge. *Pandemónium*. Ned Ediciones, Barcelona, 2020.
4. Lowrey, Annie. «The Bunker Magnates Hate to Say They Told You So». *The Atlantic*, 15/9/2020. Disponible en Internet.

ranoia se hace norma cuando ese pánico encuentra su justificación en el otro, percibido como enemigo.

Todos —políticos y científicos incluidos— alimentamos ese odio que niega nuestra condición esencial de precarios, el horror a la muerte y el desamparo en que nos deja. Por eso todos preferimos no saber y acoger cualquier creencia, por fantástica que sea: desde que existen los Reyes Magos hasta que la Tierra es plana o que nuestro hijo sólo bebe cerveza sin alcohol y no fuma cuando sale de botellón. La diferencia es que algunos se niegan en redondo a asumir que su cuerpo a veces se independiza y muestra su peor cara, la de las arrugas, la fragilidad, el goce desbocado del abuso o el maltrato, la decrepitud. Prefieren pensar que es culpa del gobierno y que compartir su verdad con miles de anónimos internautas les servirá de coraza protectora.

Con su actitud, pretenden ignorar que el problema no está en las normativas, sino en lo real de un virus —hasta la fecha sin control total— y en los efectos que tiene en cada uno: afectos subjetivos (miedo, angustia) y pérdidas reales (muertes, trabajo, vínculos). Quizás no quieren pagar su parte de sacrificio porque esperan que sean otros (sanitarios, personas vulnerables, trabajadores esenciales) los que lo hagan por ellos. La ironía: se quitan la mascarilla para enmascarar(se) esa realidad.

Eso que llamamos «posverdad» funciona como una especie de «marcador de identidad», que indica nuestra pertenencia a una comunidad de «creyentes», y que nos ahorra el esfuerzo del pensamiento y de las preguntas. Tanto de la realidad de los hechos como de nuestra propia posición a la hora de interpretarlos. Luego, por supuesto, están los cínicos profesionales, dispuestos a sacar rédito de ese río revuelto. Personajes oscuros como Michael Caputo,[5] portavoz del Departamento de Salud y Servicios Humanos de Estados Unidos, quien, a través de su asesor científico, Paul Alexander, intentó censurar lo que los científicos, incluido el principal experto en salud pública de la nación, Anthony Fauci, dijeron sobre el coronavirus, manipulando los propios informes oficiales emitidos por los CDC (Centros para el Control y la Prevención de Enfermedades).[6]

Los más osados, como vemos en el terreno político con los casos ya mencionados (pero no únicos) del líder brasileño Jair Bolsonaro o del *increíble* Trump, hacen gala, sin pudor, de un populismo negacionista, que incluye tintes megalomaníacos y una pasión indisimulada por «no querer saber». Como si de esa manera pudieran eludir la muerte, que de todas maneras existe e insiste. Las consecuencias están ya a la vista de todos: al final serán ellos mismos los sacrificados —la tendencia suicida aquí es evidente—, si bien, mientras, otros más vulnerables se ven abocados a un *No futuro*.

Hoy resulta difícil ubicar un líder cohesionador y la tentación autoritaria de algunos no parece promover esa cohe-

5. LaFraniere, Sharon. «Trump Health Official Apologizes for Facebook Outburst». *The New York Times*, 15/9/2020. Disponible en Internet.
6. Graham, David A. «A Paranoid Rant Says a Lot About Where Trumpism Is Headed» *The Atlantic*, 15/9/2020. Disponible en Internet.

sión social. Cualquier político actual resulta una caricatura comparado con los grandes referentes, de un signo o de otro. Y, además, la atribución de autoridad que hacemos hacia ellos es más bien escasa. La increencia en su saber hacer y en sus supuestos ideales es grande, hasta el punto de que una buena parte de la sociedad los considera más bien cínicos, o sea movidos sólo por su satisfacción. Una clave importante del éxito político de Trump es hacer creíble —entre una población ya muy desafecta con el sistema político— que, si todo es una estafa, ¿a quién le importa si el presidente es un mentiroso en serie? Si todos los políticos estadounidenses son corruptos, ¿qué pasa si el presidente también lo es? Si todo el mundo siempre ha roto las reglas, ¿por qué no puede hacerlo él también?

Para ello, le ha servido su pasión por Twitter, fenómeno paradigmático para entender cómo la autoridad se degrada en popularidad. La mayor expresividad digital está produciendo, además de odio, una personalización del cálculo y todos somos identificados como consumidores/usuarios antes que por nuestra pertenencia de clase, raza o religión. La cuantificación de los comportamientos es hoy un instrumento identitario y por ello los algoritmos digitales prefieren capturar el acontecimiento antes que la categoría.

Es la consecuencia de la tesis de Jacques Lacan, desarrollada por su discípulo Jacques-Alain Miller (2005), que señala cómo en la contemporaneidad el goce individual toma el relevo en el puesto de mando, desplazando el ideal colectivo a un lugar secundario. Pocos se definen hoy por su ideología («soy...») y muchos por los objetos que disfrutan («tengo...»).

Tristeza covid, una nueva pesadumbre

> «La felicidad es como la gota
> De rocío en un pétalo de flor
> Brilla tranquila
> Después de que la luz oscila
> Y cae como una lágrima de amor
> La tristeza no tiene fin.»
>
> Vinícius de Moraes, *A Felicidade*

Ha pasado casi un año desde que empezó todo. Como analizamos en los capítulos anteriores, hemos experimentado la extrañeza, el miedo y la angustia, la rabia, el amor, la solidaridad y los duelos. Ahora, en mitad del invierno —y sin la luz estival— aparece con fuerza la tristeza, junto a la rabia expresada con violencia. Sus signos son claros: mutismo entre amigos, sin el bullicio de los grupos de *whatsapp* ni los encuentros cara a cara; agotamiento y desafección por actividades creativas o profesionales; problemas para dormir, inquietud en el cuerpo y un sentimiento íntimo de pérdida del sentido de muchas de las cosas que hacemos, al no tener ya un objetivo ni perspectivas claras. Lo expresaba L —un paciente que pasa mucho tiempo con las pantallas— con estas palabras: «es como ir en tren y vas viendo cómo pasa tu vida, pero tú estás fuera». Esta frase refleja bien el sentimiento de exilio que cada uno de nosotros ha experimentado alguna vez en todo este tiempo. Exilio de su propia vida.

Cada cual tiene sus razones particulares, pero algunas las compartimos todos: la decepción de lo que no llega tras las expectativas de la desescalada; las pérdidas que se acumulan (vidas, trabajos, vínculos, recursos); la creciente crisis social con cada vez más vidas desahuciadas; la desconfianza en los dirigentes; el rechazo a medidas confusas y contradictorias y el agotamiento por tanta incertidumbre y cambios que nos detienen.

Las personas nos orientamos mediante dos ejes básicos, coordenadas de la modernidad, el espacio, que incluye el vínculo a los otros, y el tiempo. Basta ver las técnicas de tortura psicológica para comprender su importancia. Cuando a un detenido se le aísla y se le quitan todos los referentes temporales (mediante habitáculos sellados o drogas), el impacto psicológico inmediato es un estado confusional, con signos de depresión y parálisis, tras una incipiente rabia. Algo de eso, en menor medida claro, nos está pasando a nosotros.

Hay algo irreal en el paisaje de máscaras en el que vivimos, que hace que a veces no reconozcamos al conocido que pasa al lado, que no podamos entender la página del libro que acabamos de leer (aunque se trate de un texto fácil) o que nos sorprendan los besos y abrazos de una película, como si eso fuese ya otro tiempo. La distancia social —un eufemismo para describir la lejanía del semejante— nos ha advertido de la importancia que tienen los otros, a modo de referencia, para situarnos en nuestras vidas. Lo sabíamos bien en el caso de los adolescentes, para los que el grupo es clave, al igual que los *likes* virtuales (otro modo de hacer comunidad), como elemento identificatorio y de reconocimiento. Ahora sabemos que ese vínculo al otro cuenta, y mucho, para todos/as.

Nos cuesta además imaginar el futuro pos-COVID y recurrimos más fácilmente a alimentar la nostalgia. Algunos jóvenes —no todos— y unos cuantos adultos, como hemos visto, niegan de entrada ese presente y exigen que todo sea como si nada hubiera sucedido. Es otra defensa ante la tristeza de las pérdidas, ignorando lo que el psicoanálisis nos enseña: que no es posible apostar, y por lo tanto ganar y acceder a aquello que causa nuestro deseo, sin consentir una pérdida inaugural.

Esto que nos está pasando es la tristeza COVID, no hay que confundirlo con una depresión o cualquier otro trastorno mental, como algunos rápidamente auguran cada vez que hay una crisis. «Hay personas deprimidas, pero yo vengo para saber algo más del por qué» me explica M. La tristeza es un problema cuando nos ahorra las preguntas y los porqués, alejándonos del saber. En la tradición judeocristiana la tristeza se considera un pecado porque no la consideran tanto un sentimiento como una actitud ante la vida, una suerte de cobardía moral ante las dificultades. Por ello, Lacan le oponía, como antídoto, el *gai savoir* (el saber alegre), esa actitud atrevida que persigue traducir el ánimo triste en alguna fórmula poética propia, que, sin aspirar a comprender por completo sus causas, le abra nuevos interrogantes sobre su deseo alegre de vivir.

Julia tiene casi 80 años y, durante la pandemia, ha perdido a un familiar querido. Hace el duelo y una de las fórmulas que ha encontrado es escribir las recetas de cocina que toda su familia y amigos aprecian cuando les invita. Añade una coda al final, donde recuerda algún episodio de su vida ligado a esa receta. Cuando le pregunto para quién lo escribe me dice que no sabe, «de momento para mí, quizás luego para mis nietas». Esa «receta» propia le funciona porque los recuerdos que escribe son un ingrediente vital que no la sumen en la impotencia, sentimiento que nos abruma por aquello que no podemos hacer (en este caso recuperar a la persona fallecida). Su coda invita más bien a prolongar la vida de sus recetas y a situar así cada una de esas piezas sueltas de su historia (familia, amigos, juventud).

La clave está en pasar de esa impotencia a la imposibilidad, reconocimiento de que hay cosas «imposibles» (lógicamente) y sin solución programada. Un padre/madre no puede explicar los misterios de la sexualidad a sus hijos, no porque sean incapaces o ignorantes, sino porque la sexualidad no se enseña, se experimenta subjetivamente. Lo mismo ocurre en la terapia psicológica, donde no todo es «curable» porque, más allá de las capacidades y potencias del clínico, lo que cuenta es el consentimiento del paciente, él decide el límite de lo posible. Darse contra el muro de la impotencia lleva a la pesadumbre, aceptar los límites permite, en cambio, hacer lo posible en cada caso.

Hace falta tiempo y esfuerzo para sacudirse la tristeza y no nos sirve la letanía de la autoayuda, se trata más bien de no quedarse en la parálisis del acto ni en el ensimismamiento de lo virtual, rechazar la nostalgia y favorecer los encuentros, sin renunciar a los placeres cotidianos ni a los proyectos previstos (aunque ajustemos los objetivos iniciales), temas sobre los que proponemos algunas ideas en la segunda parte del libro.

La tristeza nos empuja a separarnos de la vida, como ese tren que fantasea L, y aunque a Antonio Carlos Jobim y Vinícius de Moraes, padres de la *bossa nova*, les parecía que, a diferencia de *a felicidade*, la tristeza no tenía fin, lo cierto es que ellos encontraron la buena y poética manera de traducirla. Vinícius gran poeta, además de cantante, sabía bien cómo no dejarse atrapar por la tristeza y por eso escribió cientos de poemas, cantó en todos los lugares, amando la vida, sus placeres y a sus amigos y no soportaba —según su viuda— a la gente sin sentido del humor. De eso se trata, de hacer algo con ella en el tiempo que nos queda hasta el fin de la COVID-19, pesadilla de la cual no podemos, todavía, despertar.

SEGUNDA PARTE

LA PRESENCIA Y LO VIRTUAL

«Habíamos dicho adiós a un estado de cosas que, al haber existido durante miles de años, parecía eterno. Veíamos partir toda esperanza de reencontrarnos con nuestro antiguo estado; toda expectativa, excepto la frágil idea de salvar nuestra vida individual del naufragio del pasado.»

Mary Shelley, *El último hombre*

«A largo plazo, las criaturas virtuales cuestan mucho menos que las humanas, son cien por ciento controlables, pueden estar en muchos lugares a la vez, y lo más importante: no envejecen ni mueren.»

Christopher Travers, fundador de virtualhumans.org

Estamos a las puertas de la Cuarta Revolución Industrial, según el economista Klaus Schwab, fundador y presidente ejecutivo del Foro Económico Mundial de Davos. Autor de un libro con ese título,[1] está convencido de que la COVID-19 será la oportunidad perfecta para acelerar esa transformación. Ésa es la tesis de su último libro: *COVID-19, el Gran Reinicio*, que tiene como coautor al economista Thierry Malleret, y su título será también el lema de la próxima edición del Foro de Davos, prevista para enero de 2021.[2] Es una llamada al cam-

1. Schwab, Klaus. *La Cuarta Revolución Industrial*. Debate, Madrid, 2017.
2. El Gran Reinicio: Una cumbre gemela única para empezar el 2021. WEForum Davos. Disponible en: https://es.weforum.org/press/2020/06/el-gran-reinicio-una-cumbre-gemela-unica-para-empezar-el-2021/.

bio de políticas en la era pos-pandemia y las claves para ese reseteo del sistema están claras: automatización, informatización y robotización general. Sigue la misma línea de lo que Yann Moulier-Boutang formuló como capitalismo cognitivo.

Todo apunta, pues, a un adiós —como escribía Mary Shelley en esa distopía con la que encabezamos esta segunda parte—, o al menos a un profundo cambio, de un modo de funcionamiento donde la presencia aún era la norma. Lo que se nos propone es una nueva *normavirtualidad* que va ligada a una lógica propia, la algorítmica, basada en un cálculo exhaustivo de todo gesto, por banal que sea. Todos, aun sin saberlo, adaptamos nuestro comportamiento cada vez más a las informaciones estadísticas que se producen (ahora ya por empresas, más que por el Estado). La medida estadística ya no es exterior, una mirada objetiva y distante, sino que actúa directamente: los jueces norteamericanos se apoyan en el algoritmo Compas para dictar sus condenas[3] y las denuncias por violencia machista acaban equivaliendo a la «realidad» de esa violencia, ignorando la cifra negra, que no es poca.

Si hoy se impone el cálculo es porque las nuevas lógicas de la personalización (customización) cuantifican una forma nueva de lo social, la sociedad de los comportamientos, donde se recompone la relación entre el centro de la sociedad —ya no habitado por el líder tradicional (verti-

---

3. Lee Park, Andrew. «Injustice Ex Machina: Predictive Algorithms in Criminal Sentencing». *UCLA Law Review*, 19/2/2019. Disponible en Internet.

calidad)— y los individuos cada vez más «autónomos» (horizontalidad).

La pasión actual por el *quantified self*, se hace muy visible —y aumentada con la pandemia— en toda la gama de *gadgets* que permiten medirnos la tensión, la saturación de oxígeno en sangre, las pulsaciones, los pasos que damos e incluso hacer un electrocardiograma. Hace de los actores, de cada uno de nosotros, dispositivos de cálculo. No importa que la medición sea falsa, lo que cuenta es que cada uno sepa que está bajo la mirada de un parámetro de medida y oriente su acción a los efectos que estas medidas tendrán: la medición nos sirve para fabricar el futuro.

La pregunta, entonces, que podemos hacernos es qué impacto tendrá esta nueva lógica en nosotros, como seres hablantes, en nuestros lazos sociales, en nuestra forma de criar y educar, en nuestro acceso a la salud, en los vínculos terapéuticos. ¿Cómo acoger esa novedad virtual sin renunciar a nuestros principios, a ésos que dan un lugar a nuestra singularidad, a la manera propia de afrontar lo real de nuestras vidas: los miedos, las angustias, los duelos, la alegría, la sexualidad, los encuentros…?

En esta segunda parte queremos proponer algunas ideas para encarar ese futuro pos-COVID que es ya nuestro presente. Ideas sencillas, y quizás por eso complejas, pero nadie dijo que esto de vivir con deseo fuera fácil. Siempre resulta más cómoda la servidumbre, voluntaria o no, pero si has llegado hasta aquí, lector o lectora, es porque quieres alguna otra cosa, diferente del conformismo.

La primera propuesta es recuperar la conversación como generadora del vínculo social. No una conversación al estilo *online*, donde sustraemos el cuerpo —y con él buena parte de nuestra responsabilidad; donde el anonimato nos permite desprendernos fácilmente de lo dicho (o no dicho); donde la discontinuidad es la norma que aleja el compromiso y la continuidad de lo proyectado. Se trata de otra conversación, que luego explicaremos y cuya clave es incluir lo no sabido, el interrogante, como la savia que la alimenta.

La segunda introduce una variable en esa conversación: no se trata de comprender, y menos de comprenderlo todo. Hay una dimensión en nuestras vidas muy presente que es el sinsentido, aquello que de entrada resulta incomprensible. Alrededor de ese interrogante es cómo se organiza la conversación. Eso, a veces, nos causa desasosiego, pero también podemos obtener placer de ello, como es el caso del humor. Lo hemos visto en la pandemia, en la infinidad de chistes y memes que nos han acompañado en momentos de dificultad. El humor «traduce» ese sinsentido en satisfacción. La conversación no pretende expulsarlo, sino incluirlo.

La tercera propuesta es valorizar la sorpresa como esa contingencia que surge en nuestras vidas y que muestra la imposibilidad de programar al ser hablante. Acogerla es confiar en las invenciones que traerá, más allá del conformismo de lo ya constituido y sin confundir sorpresa con novedad. Lo nuevo puede resultar lo más viejo, aunque se vista con otras ropas. La sorpresa puede ser una buena brújula cuando la tomamos como un emergente sintomático, una manera propia de responder frente al real que nos acosa.

La cuarta es que esa conversación exige el cara a cara, la presencia real y física. Eso no excluye los medios virtuales, puesto que la pantalla no es una frontera radical en nuestras vidas: entramos y salimos, vivimos en las dos orillas, gozamos y sufrimos a un lado y otro. No son dos vidas radicalmente diferentes, de hecho, cada vez parecen más interconectadas como muestran las manifestaciones urbanas de todo tipo, originadas y alentadas desde las redes sociales, donde la calle parece una pantalla más que proyecta esa realidad virtual. Las creaciones virtuales, como Imma,[4] una *influencer* contratada por grandes marcas como Ikea para sus promociones se confunden con cualquier otra modelo o *influencer* de carne y hueso. O, al revés, los equipos de investigación que se reúnen presencialmente y continúan luego su labor en la red. Hoy el dilema «apocalípticos o integrados» queda obsoleto en esa nueva *interface* entre presencia/virtual. Nos conviene más explorar una topología del borde, donde los límites entre presencia y virtual se entrelazan, partiendo del hecho que la presencia sigue siendo nuestro punto de partida, a partir de la cual servirnos de los *gadgets* sin quedar atrapados en ellos.

Finalmente, se trata de buscar salidas juntos promoviendo prácticas colaborativas en todos los ámbitos: social, polí-

---

4. Dessal, Gustavo. «Ponga una modelo en su vida». *El manicomio global* (Facebook), 15/11/2020. Disponible en Internet.

tico, familiar, profesional. Lo común, aquí, no implica la colectivización que borre la singularidad de cada uno, sino más bien una cierta garantía contra el totalitarismo que, como bien explicó Hannah Arendt (2002), persigue la destrucción de los vínculos y las aportaciones propias de cada cual, promoviendo así una soledad organizada. Ésa parece ser una forma actual del lazo social: personas que se agrupan a partir de un modo de goce, una manera de satisfacerse en la vida, constituyendo burbujas de odio, segregándose en relación a los otros.

Hoy, afortunadamente, hay lazos en plural, como hay familias, mujeres, sexualidades. Esa diversidad y multiplicidad no excluye encontrar las fórmulas comunes que nos convienen para la convivencia.

LA VIDA QUE NOS CONVIENE
(SEGÚN LOS ALGORITMOS)

«La nanotecnología permitirá crear cuerpos y cerebros de repuesto. Entonces viviremos más, poseeremos mayor sabiduría y gozaremos de facultades inimaginadas».

Marvin Minsky, *¿Serán los robots quienes hereden la Tierra?*

«Con el mapa hemos perdido el paisaje, el camino que seguimos es el "mejor para nosotros". Hemos perdido el gusto por las rutas alternativas y poco utilizadas.»

Dominique Cardon, *Con qué sueñan los algoritmos*

Una de las novedades más claras de la pandemia ha sido, sin duda, la efervescencia de lo virtual. Primero fue nuestra tabla de salvación, en los meses de confinamiento más duro, y luego se ha ido quedando para cubrir todas las eventualidades de los rebrotes y tranquilizar a aquéllos/as que por diversas razones (edad, patologías, aislamiento, temores, trabajo) siguen fuertemente ligados a las pantallas. Antes de entrar directamente en las propuestas mencionadas, querríamos detenernos unas páginas en analizar esa nueva normalidad —que ya viene de unos años atrás— y que hemos llamado la vida algorítmica.

Recordemos una anécdota, ya mencionada en otro trabajo anterior: unos meses antes de la pandemia me subo al

AVE con dirección a Madrid. Dejo la maleta en mi asiento y voy a tomarme un café. El tren va lleno, es fin de semana. A mi regreso al vagón descubro, con sorpresa, que justo en el asiento de al lado se encuentra sentado un amigo íntimo. Ambos viajamos para asistir a unas jornadas. Cada uno sacó su billete por separado, en días distintos, y ni siquiera conocíamos los horarios respectivos. Alguien podría pensar que se trata de una casualidad, curiosa teniendo en cuenta que el tren tiene más de quince vagones y va totalmente lleno. No es descartable otra hipótesis, más plausible, y es que el algoritmo que guía la aplicación de venta de billetes «sabe» que somos amigos, viajamos frecuentemente en compañía e incluso en muchas ocasiones hemos comprado billetes conjuntamente. Y, por tanto, ha decidido que nos conviene hacer el viaje juntos porque eso es lo que desearíamos, aunque nuestro olvido o incompetencia nos ha impedido calcular esa posibilidad eficazmente.

Esta anécdota, real como la vida misma, ilustra muy bien de qué trata la propuesta de la «vida algorítmica»: básicamente del control de nuestros actos, anticipándose a nuestros deseos y siempre en nombre del bien que nos conviene. Un cálculo de cómo nuestra vida sería más placentera si nos dejáramos guiar por los protocolos. La primera generación de algoritmos servía para responder escuetamente a nuestras demandas de información o localización. La actual, considerada la cuarta versión, se anticipa ya a nuestro pedido suponiéndonos un deseo ligado a objetos concretos. Es por eso que cuando cualquiera de nosotros consulta datos sobre una ciudad o busca un vuelo, recibe inmediatamente, y durante un tiempo y en cualquier programa o dispositivo al que acceda, todo tipo de información sobre ese tema, incluyendo posibilidades que ni él mismo había pensado (actividades, alquileres, guías de visita).

Los algoritmos cifran el mundo, lo clasifican y predicen nuestro futuro a partir de datos cada vez más inesperados (*tickets* de compra, tiempo de lectura de un libro, *clicks* en Internet). Así que no es extraño que, si eres mujer, recibas un descuento para ropa de embarazada aunque no lo estés, simplemente porque tu «comportamiento» digital es similar a las que lo están. Este avance del gobierno de los algoritmos va parejo también con los avances en la investigación genética y los nuevos descubrimientos en neurociencias. El patrimonio genético, por ejemplo, empieza a estar disponible para algunos futuros padres que quieren tener un balance pre-conceptivo de las implicaciones de su secuencia genómica. Eso implica saber la compatibilidad y los riesgos entre la pareja, dato que quizás en breve haya que incluir en los perfiles digitales de las webs de citas.

Un Otro que codifica nuestros datos

Durante un tiempo —y ésta es una cuestión clave— hemos percibido Internet en una disyunción entre continente (red/nodos) y contenido (páginas, contenidos), ignorando así que lo que construye el Internet que cada uno de nosotros habita, son los algoritmos que lo gobiernan. Pensarlo como una dualidad entre aspectos técnicos y semánticos nos permitía creer que podríamos controlar esos contenidos a partir de cierta idea moral de lo que está bien y mal.

La realidad es que Internet es, en primer lugar, un tratamiento del significante, de la palabra, a través del cifrado que lo deconstruye en cifras. Un ejemplo cotidiano lo encontramos en el tratamiento de la información por parte de los diarios digitales. La mayoría de ellos disponen, en su plantilla, de analistas informáticos que orientan sobre qué palabras conviene usar en los titulares para, de esta manera, obtener el máximo eco sobre ese contenido entre los internautas. No se trata ya, como en el mundo analógico, de confiar en el buen hacer del escritor o periodista, ni siquiera en los gustos supuestos de los lectores habituales. Ahora es el algoritmo el que decidirá qué palabras ocupan los primeros lugares en la búsqueda de Google, y por tanto una mala elección en el título puede hacer variar la audiencia de ese texto de manera decisiva.

Estos algoritmos son dinámicos (plasticidad) y cambian a medida que el Big Data va procesando los millones de datos introducidos que renuevan y actualizan, en *feedbacks* constantes, las preferencias de los usuarios. La predicción se refuerza por la reiteración de actos, de tal manera que aquí no hay lugar para la contingencia ni la sorpresa, elementos centrales en el aprendizaje de las personas. El propio algoritmo decide qué noticias nos muestra y en qué orden, nos provee de información que refuerza nuestras creencias. Es el fenómeno conocido como «efecto Backfire».

Esta insistencia en «más de lo mismo» hace que los proyectos artísticos basados en la inteligencia artificial (IA), que pretenden emular a pintores como Rembrandt o a músicos como Bach creando nuevas obras inspiradas en ellos, tengan cierto éxito, pero, sin embargo, no consiguen «hacer» literatura ya que esta creatividad computacional sólo funciona cuando hay patrones que detectar. Unos meses antes de la pandemia, la Tate Britain, asociada con Facebook, ofreció a sus visitantes «The Virtual Wing», una experiencia artística de realidad aumentada. Transformaron ocho obras utilizando la plataforma de la red social Spark AR.[1] Imágenes basadas en datos que modificaron la obra original y, por tanto, la relación de la mirada con el cuadro, mostrando cómo los algoritmos están cada vez mejor entrenados para ver el mundo en nuestro nombre, sin necesidad de pasar por el Otro.

Disponemos también en el mercado de inventos que se presentan como nuestros interlocutores y acompañantes, como es el caso de New X, «el único robot del universo que puede curar vuestro corazón». Mudo, no ofrece sexo ni es un asistente colectivo al estilo de Siri. Es, en cambio, un *partenaire* eficaz porque sólo sabe reconocer a su amo —rostro y voz— y hacerle compañía sin recurrir al intercambio verbal. Quiere mostrar cómo la conversación no sería esencial para producir un lazo con el otro, bastaría ser reconocido por un algoritmo para remediar la soledad. La paradoja, más

1. Charr, Manuel. «Tate Britain partners with Facebook on The Virtual Wing». *Museum Next*, 11/8/2019. Disponible en Internet.

bien, es que cuando concebimos la sociedad como un lugar sin riesgo, sin sorpresas gracias a la monitorización, lo que propugnamos es justamente esta soledad aislada y una mayor vulnerabilidad.

La pandemia ha acelerado el avance de aplicaciones móviles y el poder de un conjunto de disciplinas «biopolíticas» (Foucault, 2007): la estadística sanitaria, la medicina misma, la epidemiología y la investigación biomédica, que son centrales en la estrategia de inteligencia y seguridad de cada país y de las grandes corporaciones. El valor de los biodatos cotiza al alza. Foucault (2001), en su curso «Los anormales» dictado en el Collège de France en 1974, analizaba el modelo de control político que supuso la peste, muy diferente del anterior donde se excluía a los leprosos. Ahora se trata, decía, de «las tecnologías positivas de poder: observación, formación de saber, multiplicación de los efectos de poder a partir de la acumulación de la observación y el saber». Lógica muy evidente en los algoritmos actuales.

Lacan ironizaba sobre la inteligencia artificial, a la que calificaba de «animal» por el peso que tenía en ella (en su versión psicológica) el condicionamiento operante, muy utilizado en experimentos con animales. No hay que olvidar que la IA no es autónoma —como parece hacer creer el término—, sus decisiones están condicionadas mediante un *software* desarrollado por unas personas. Su límite sigue estando en su dificultad para codificar aquello que es incodificable e inclasificable, porque alude a la singularidad misma de cada uno y a la significación que otorgamos a los dichos. Su límite está en el hecho de que, al basarse sólo en la acumulación de cantidades ingentes de datos, no puede tomar en cuenta otros aspectos propios de la inteligencia humana como la intuición, la creatividad o el inconsciente mismo. Los seres hablantes mezclamos continuamente ficción, deseo y recuerdos.

¿Cómo reaccionamos frente a estas propuestas algorítmicas?

De momento parece que aceptamos de buen grado las comodidades que nos ofrecen, no sin cierta servidumbre voluntaria, y por otra parte sentimos también cierta fatiga por el uso y a veces temores por las consecuencias de esa docilidad. Ya desde los primeros inicios de la computación, y mucho más en la era digital, hemos visto florecer todos los fantasmas que la ciencia ficción ha despertado sobre una posible destrucción de los humanos a cargo de las máquinas que ellos mismos crearon. Esta ciencia ficción, de la que el propio Arthur C. Clarke llegó a imaginar que liquidaría la infancia, va dando paso a la ficción científica.[2]

Sin necesidad de esperar a la rebelión de los robots, la realidad, como dice Sherry Turkle (2017), es que estamos asistiendo al cambio de una cultura psicológica del sentido (búsqueda colectiva de significaciones compartidas) a una del funcionamiento (prácticas individuales autoeróticas).

---

2. Clarke, Arthur C. *El fin de la infancia*. Minotauro, Barcelona, 2000.

Una cultura que evita la conversación cara a cara ya que en ese cara a cara todo pasa en tiempo real y «no se puede controlar lo que uno va a decir». Las cartas y postales que escribíamos antes, y que hablaban de una ausencia y una lejanía, hoy son sustituidas por una proliferación de conexiones (WhatsApp, Facebook, Instagram, correo electrónico, videojuegos *online*) que hacen omnipresente a ese Otro digital, confiriéndole un estatuto de *Uno* total y global.

Internet deviene una plataforma global para alimentar el narcisismo del sujeto del siglo XXI, dándole nuevas y diversas versiones de su ser. Hemos visto, incluso, cómo en algunos casos famosos puede alcanzar tintes de locura. Ésta es la novedad psíquica más importante puesto que lo digital no ha inventado nuevas maneras de gozar: mirar/ser mirado; escuchar/ser escuchado, dar a ver, retener, acumular, todo eso ya existía —con otros instrumentos— en la sociedad analógica. La hipertrofia del yo, esta sobreexposición, sí se ha exacerbado y es correlativa de una fragilidad del sujeto que necesita recrearse infinitamente.

La «amabilidad» con la que lo virtual se nos presenta, siempre ofreciendo sus servicios, no logra ocultar su voluntad de dominio y control. Fíjense en cómo llaman al asistente virtual los protagonistas de la excelente serie británica *Years & Years*: Señor. O en la ambición de controlar cualquier aspecto de la vida de los hijos, a través de *apps* que funcionarían como un saber certero a prueba de cualquier real (imprevistos, riesgos, sorpresas). Vean, si no lo han hecho todavía, el primer capítulo de la cuarta temporada de la serie inglesa

Black Mirror, titulado «Arkangel» y dirigido por Jodie Foster. Allí se muestra como una madre, Marie, haría cualquier cosa para proteger a su hija y cuando se crea un dispositivo que hace justo eso, encuentra la fórmula adecuada.

Esta voluntad de control favorece la construcción de imperios que tienden al todo. Los llamados GAFAM (Google, Amazon, Facebook, Apple, Microsoft) se rigen por esa lógica aplastante del TODO: la infobesidad, «el tropismo totalitario, glotón y digestivo» (Miller, 2007).[3] Se trata sin duda de un nuevo totalitarismo suave (*soft*) al que todos, cada uno con su estilo, consentimos a cambio del goce que nos procura. Richard Sennett, ante la pregunta: ¿Cómo detectar el peligro en las nuevas tecnologías sin convertirse en un paranoico que sospecha de todo?, respondía: «Uno debe indagar sobre lo que se presenta como real. Eso es lo que hacemos los escritores y los artistas. Yo no sospecho. Sospechar implica que hay algo oculto y yo no creo que Facebook tenga nada oculto. Simplemente no lo queremos ver. No queremos afrontar que lo gratuito implica siempre una forma de dominación.» Pagamos con nuestros propios datos y esa condición de consumibles nos hace olvidar el hecho de nuestra servidumbre voluntaria. Para Google nuestros datos son el producto y los anunciantes sus clientes.

---

3. Bard Smith, presidente de Microsoft, alertaba sobre las consecuencias de la falta de regulación de las tecnologías de reconocimiento facial, que ellos mismos desarrollan y cuyas aplicaciones militares y de seguridad son evidentes.

Esa ambición de control alcanza ya a la salud, un nicho de mercado muy lucrativo. La robotización en ámbitos asistenciales es cada vez mayor, desde los que conversan, como Nuka, con personas diagnosticadas de autismo o de Alzheimer[4] hasta los exoesqueletos que permiten caminar a pacientes tetrapléjicos.[5] La propia red social Facebook puede predecir muchas condiciones de salud a partir del análisis de las entradas de sus usuarios.[6]

La empresa estadounidense Care.coach implementa, a través de *tablets,* sus avatares animales que interactúan con personas mayores que viven solas o en pareja, muchas de ellas con bajos ingresos.[7] El avatar les saluda cada día e interacciona tomando en cuenta datos que tiene introducidos y otros datos que son recogidos *online* por técnicos de la empresa, la mayoría de ellos teleoperadores que viven fuera de los Estados Unidos (en Filipinas o Latinoamérica). La *tablet* dispone de una potente cámara que permite visualizar a la persona y enviar datos precisos de su estado. Su éxito se basa en el bajo coste, al sustituir el contacto personal por esta fór-

---

4. Fundación Telefónica. «Encuentro con Takanori Shibata: El caso de Nuka, el robot foca». Disponible en Internet.

5. « Un patient tétraplégique a réussi à marcher grâce à un exosquelette connecté à son cerveau ». *Le Monde avec AFP,* 4/10/2019. Disponible en Internet.

6. Merchant, Raina M. *et al.* «Evaluating the predictability of medical conditions from social media posts». *Plos One,* 17/6/2019. Disponible en Internet.

7. Care.coach. Disponible en: https://www.care.coach.

mula *online*. Como señala Nellie Bowles,[8] a medida que las pantallas están más presentes en la vida de los pobres, desaparecen de la vida de los ricos que prefieren la interacción humana.

Los asistentes individuales, Siri o Alexa, se encuentran ya en muchos hogares y prometen conseguir todo aquello que se les pide. Ése es el fantasma fundamental que los guía: que cualquier falta será colmada inmediatamente por el mercado global. El reverso de esta «felicidad» obligatoria (¿cómo no ser feliz cuando se puede tener todo?) son las cifras de los cuadros depresivos, verdadero signo de la imposibilidad de sostener esa felicidad, aunque sea de *low cost*. A más promesa de felicidad —vía el consumo— más aumento de la prevalencia de malestares de tipo ansioso-depresivo y/o de fatiga crónica. Al sujeto, como recordaba la psicoanalista Marie-Hélène Brousse (2011), sólo le queda la insatisfacción del deseo como defensa frente a esa bulimia del consumo, el (*I Can't Get No) Satisfaction* de los Rolling Stones.

El poder del dispositivo

Los algoritmos definen así una vida donde la alteridad se borra y/o se planifica con tal rigidez que eso tiene efectos en los lazos sociales. No hay más que ver cómo los algoritmos de

8. Bowles, Nellie. «The Digital Gap Between Rich and Poor Kids Is Not What We Expected». *The New York Times*, 26/10/2018. Disponible en Internet.

las redes sociales amplifican las voces más extremas ideoló-
gicamente, polarizando la sociedad misma, sin el filtro que
ejercían antes los medios tradicionales. Muchos pensadores
y expertos se han preguntado si pasada la euforia por los beneficios de Internet, esa misma promesa de más democracia
y libertad no traería consigo un mundo menos democráti-
co y censurado. Y han constatado que, bajo la apariencia de
neutralidad, los algoritmos implican una voluntad de dominio y unas decisiones morales que perpetúan y aumentan
las desigualdades sociales, a la par que suponen un grave
riesgo para una sociedad democrática (Ubieto, 2019). Entre otras razones, la programación históricamente ha sido
liderada por hombres y se ha preocupado poco por los problemas sociales.

China, origen de la pandemia y admirada por su éxito en
su control, es un experimento social complejo entre una sociedad comunista y un mercado capitalista expansivo, que ha
hecho ya realidad la distopía de la serie *Black Mirror* al utilizar el Big Data para conceder o denegar préstamos, pero
también para puntuar a las personas en función de su ideología. Allí está surgiendo un complejo sistema de control y vigilancia que podría exportarse internacionalmente. Desde
cámaras en las aulas para hacer barridos de los rostros de los
alumnos y, luego, analizar sus expresiones faciales mediante
un algoritmo, hasta uniformes con geolocalización para esos
mismos alumnos, sospechosos de absentistas. China se encuentra en medio de una revolución digital y ya ha dejado
claro que se trata de una prioridad estratégica nacional.

Esta pasión por el cálculo no es casual. Los cálculos sólo calculan en una sociedad que se ha vuelto calculable y el cálculo ya es un prejuicio, como señala el economista Amartya Sen que opone al indicador PIB, como medida del progreso social, el Índice del Desarrollo Humano, marcador que considera la esperanza de vida al nacer, el nivel de educación, la calidad de vida. Es evidente, como dice Daniel Innerarity, que «la tecnología no sólo modifica nuestra relación con las cosas, sino que altera el modo como los humanos nos gobernamos a nosotros mismos».[9] Evgeni Morozov pone el ejemplo de las búsquedas más populares en los buscadores de Internet rusos que no son «¿qué es la democracia?» o «¿cómo proteger los derechos humanos?», sino «¿qué es el amor?» y «¿cómo perder peso?». Si Internet se erigió —en su horizontalidad, libre de jerarquías— como un antídoto contra el autoritarismo patriarcal, ¿será pues la garantía de libertad y democracia?

La difusión masiva de *fake news* por grupos políticos e incluso Estados, a través de las redes sociales, son hoy un buen ejemplo del uso tóxico de la red. Su éxito no radica tanto en el supuesto adoctrinamiento de los «creyentes» sino en la resonancia que provocan en el odio de sí mismo que anida en cada uno. Cuando se apela al retorno de la potencia imaginada (América grande, Alemania libre) se apunta a imputar al otro «extranjero» la pérdida que hubo y hacerle

9. Innerarity, Daniel. «Lo digital es lo político». *La Vanguardia*, 11/3/2019. Disponible en Internet.

responsable, por su goce, del robo de eso que fue antes de los nativos «originales». Es el ser del otro lo que se persigue, ignorando que eso que vemos como «otro» no es sino nuestra propia alteridad desconocida. Aquí es donde cualquier charlatán malintencionado encuentra siempre sujetos dispuestos a dejarse convencer y engañar.

Esta vida algorítmica, que hemos analizado someramente, empieza a provocar, junto a sus logros positivos, un cierto hartazgo también. Cansancio debido a lo que tiene de repetición y compulsión, sin apenas intervalo, sin silencios, en una conexión a la que nos aboca *non stop*. Analizaremos a continuación uno de esos cansancios que se ha hecho evidente durante la pandemia.

La «Fatiga Zoom», un nuevo cansancio

> «La crisis de la COVID-19 ha sacado a la luz nuestro corporalismo —nuestro terror a los cuerpos— de un modo que podría transformarnos. O todo lo contrario. El virus no es un extranjero al que podemos dejar al otro lado de la frontera; ni un delincuente del que puede defendernos la policía; ni un anciano al que podemos abandonar en una residencia. El virus, que se mete en nuestro cuerpo, nos mete un cuerpo dentro.»
>
> Santiago Alba Rico, *Contagio y Comunicación*

El confinamiento nos trajo una nueva y paradójica modalidad de cansancio: la fatiga de las videollamadas. Paradójica, porque a pesar de que los cuerpos no se desplazaban con la misma ligereza por los pasillos del metro, las calles abarrotadas o los atascos interminables, terminaban el día, sin embargo, más agotados que antes.

Cuerpos atrapados en las pantallas

La primera razón parece obvia: si no circulan libremente es porque están atrapados entre la incertidumbre y el miedo, la angustia y la pesadumbre. El cansancio es uno de los signos clásicos del afecto depresivo, junto a otros como la tristeza, el llanto o la falta de ganas (apetito, sexual, placer...).

Pero hay otras razones derivadas específicamente del uso de la tecnología. Las salas virtuales donde «nos reunimos» por videollamada con colegas, pacientes, amigos o familiares dislocan la imagen y el cuerpo. En las pantallas aparece a la vista de todos nuestra imagen, sí, pero más fija y rígida que de costumbre, a veces incluso temporalmente congelada. Mientras que en la intimidad tenemos el cuerpo.

Ese simple hecho tiene sus consecuencias porque presencialmente, cuerpo e imagen se acompañan y se sostienen juntos, con el añadido de la palabra. Los tres se anudan según el estilo de cada persona (introvertido, extrovertido, extravagante, discreto...).

Sostener la imagen y esa mirada que va y viene en las pantallas, que hipnotiza y borra las diferencias, resulta cansado, porque además no tenemos los otros recursos expresivos (gestos faciales y del cuerpo). Ni siquiera el silencio (que forma parte de la voz) podemos usarlo a nuestro antojo. No hay que obviar que, a veces, ese silencio se nos impone por deficiencias de la conexión sin que podamos saber si es intencional (del interlocutor) o ajeno a él. No nos queda otra, pues, que fijarnos nosotros también a la pantalla y escrutar los múltiples estímulos captados en la galería de todos los demás participantes, como un intento desesperado de reducir la distancia de los cuerpos.

También perdemos la opción de los cambios de ritmo que implican los desplazamientos y que aligeran la mente y el cuerpo. Ahora «nos reunimos» en el mismo espacio con amigos, familia o colegas, a veces sin salir de casa. La supuesta diversidad se reduce a «más de lo mismo».

A esto se suma que, cuando estamos presentes físicamente, los seres hablantes nos inventamos un semblante (apariencia) para ir por el mundo. Una manera, cada uno la suya, de anudar el cuerpo, la palabra y la imagen. Este semblante se compone y descompone en los ceremoniales del encuentro: saludo, contacto, despedidas, diversos según cada cultura, costumbre o estilo. La pandemia favoreció que esos ceremoniales se redujesen, en las ocasiones de mayor restricción, a una sola versión, la digital. Y al final resulta que esa repetición de lo mismo nos agota y nos aburre. Los hay, incluso, que buscan fondos de pantalla para, en sus reuniones digitales, imaginar otros espacios y otras sensaciones.

Este fenómeno de la desaparición de los rituales, al que el filósofo Byung-Chul Han (2020) ha dedicado su último libro, tiene ya cierto recorrido. Han opone una comunidad ritual (analógica) sin comunicación a una comunicación (digital) sin comunidad. Esta nueva comunicación se organiza alrededor de la preocupación de algunas firmas tecnológicas, desesperadas por un nuevo modelo de negocio que implica captar la atención constante de la gente. Eso llevó a estudiar la «economía de la atención», porque de esa atención dependían sus dividendos.

En la medida que los contenidos y las informaciones crecen ilimitadamente —aumentando la oferta y devaluándola económicamente—, el recurso más escaso y más valioso es la atención. Esto genera una competencia salvaje y propulsa fórmulas novedosas para retener al consumidor el mayor tiempo posible. De esta manera, se hace posible la extracción de información que se produce durante la conexión, lo cual aumenta y produce más beneficios. Es la base de la minería del Big Data.

Fijar la atención es sobre todo fijar la mirada, lo que no hay que confundir con un ejercicio de concentración intelectual que produciría un saber analítico. Fijar la mirada es gozar de esa mirada, satisfacer lo que los psicoanalistas Freud y Lacan llamaron la pulsión escópica, el empuje a mirar, ser mirados y dar a ver. La pulsión es un empuje a una actividad repetida, que no cesa y cuya satisfacción está en el hecho mismo de su repetición. Si además eso puede monetizarse, como ocurre en lo digital, miel sobre hojuelas. Todos ganan: el internauta y los proveedores.

La hiperatención resulta, además, una terapia frente a la angustia, diferente y más aceptable que los ansiolíticos. Si tengo dudas sobre quién soy, mi valor social, cómo me perciben los demás —eso que llaman autoestima—, la exposición a las pantallas me ofrece algunas respuestas. Si bien hay que admitir que suelen ser insatisfactorias o poco duraderas.

Las virtudes de la conectividad son evidentes, y más en tiempos de pandemia. Mantienen y crean algunos vínculos, e incluso forman comunidades virtuales. No hay que desdeñar ese efecto ni separarlo radicalmente de la presencia, como hace Han. La clave no está, como él piensa, en la comunicación, sino en la satisfacción obtenida. Todos los rituales —incluidos los virtuales— velan el hecho de que nuestra satisfacción tiene un inevitable matiz autoerótico. El propio Han habla del ritual como una corporización e ignora que la conexión digital también pone el cuerpo en juego ya que gozamos con nuestro objeto (las pantallas), no sólo nos comunicamos. De ahí, la necesidad de reproducir esos mismos encuentros presenciales en la red.

El problema surge cuando el abuso de las videollamadas y las pantallas —esa fijación pulsional *non stop*— termina produciendo aburrimiento y cansancio. La buena noticia es que hay vida más allá de esta especie de zumbido constante que es la zoomvida en la que estamos. Para ello, conviene separarse un poco del efecto hipnótico, reducir los encuentros virtuales y velar la mirada (pantalla) de vez en cuando, restringiéndola a la voz. Lacan refiriéndose a los astronautas recordaba que «lo que les permitió resistir fuera de la atmósfera fue el acompañamiento constante por este objeto pequeño, que es la voz humana».

LA CONVERSACIÓN COMO MÉTODO

«Hay una tendencia definida a la tecnología sin contacto con humanos. Los humanos son biopeligrosos, las máquinas no lo son.»

Anuja Sonalker, CEO de Steer Tech,
compañía tecnológica de *self parking*

La realidad digital, con sus conexiones y sus redes sociales (RRSS), tiene, como hemos visto, luces y sombras como cualquier otro objeto.[1] No hay duda ya de que ha venido para quedarse, pero también de que no puede sustituir, sino evocar, la presencia y la conversación analógica: el cara a cara o el cuerpo a cuerpo. No puede porque hay cosas que no se transmiten por los *bytes,* cosas que no se refieren a las informaciones o las imágenes.

¿Cómo transmitir la responsabilidad, el compromiso o la solidaridad sin poner el cuerpo? ¿Cómo enseñar —en el verdadero sentido de la palabra— en ausencia del profesor? o ¿cómo curar/analizar sin la presencia del terapeuta? Es evidente que la presencia no se reduce al cuerpo físico ni tampoco eso —como explicaremos luego— garantiza un vínculo atento. Se puede, y lo hacemos cada día, interactuar

---

1. Han, Byung-Chul. «La emergencia viral y el mundo de mañana». *El País,* 22/3/2020. Disponible en Internet.

virtualmente y hacerse presentes con la voz, la mirada y, sobre todo, la atención y el deseo puestos en juego. La cuestión no es oponer la presencia y lo virtual en un maniqueísmo naíf, sino localizar lo esencial de un vínculo que no se reduce a una conexión. La presencia aquí es irrenunciable, pero eso no excluye que se alterne con otras modalidades virtuales.

El régimen del padre —lo que conocemos como patriarcado— tenía una fórmula para el vínculo que incluía la presencia, a través de la voz y la mirada, siempre vigilantes y juzgadoras. Su contrapunto era el amor al padre, la obediencia que se derivaba de ese amor. Esa conjunción de amor y cuerpo ordenaba las vidas y transmitía un orden que no era gratis: el precio era la sumisión de algunas (mujeres) y algunos (menores). El régimen de los *gadgets,* como vimos, ha disociado el cuerpo en escenarios múltiples donde se combinan de maneras diversas la voz y la mirada mientras el *hardware* corporal queda fijo. Eso afecta al vínculo porque exacerba el autoerotismo, el amor de sí mismo, y de paso implica una mayor increencia en el otro, ahora virtual.

En ninguno de estos regímenes se pudo articular una verdadera conversación entre adultos y adolescentes o niños. En el primero porque la comunicación era unilateral y jerárquica. Todo lo demás quedaba afuera bajo la forma del silencio, el secreto o lo reprimido. Hoy vemos el retorno de lo censurado en movimientos como el #*metoo*. Y en el segundo porque, si bien aparentemente vivimos en una sociedad expresionista, donde todo (y todos) se habla y se expresa, lo hacemos en la modalidad del blablablá sin consecuencias reales. Aquí, la supuesta conversación *online* es pura metonimia (deslizamiento) y la intimidad alcanzada una pseudointimidad, mezcla de sugestión y ficción, favorecida por la distancia real que se produce con los otros. Como la que imaginaba una paciente al comentarme que estaba pasando una verdadera depresión porque había roto con su pareja, con la que «había alcanzado una intimidad total». La sorpresa es que, al pedirle detalles, descubrimos que la relación había sido exclusivamente virtual y con una duración de poco más de un mes. Eso íntimo que ella compartía no dejaba de resaltar el carácter de monólogo de ese lazo, ¿con quién —sino con ella misma— dialogaba?

Un Otro roto

Conversar exige tener un interlocutor. Cuando hablamos hoy del declive del patriarcado no nos referimos sólo a la crisis de los personajes que lo encarnaban: desde el rey al padre, pasando por el maestro o el político. La transformación es mucho más profunda porque afecta al tipo de vínculo que establecíamos en ese régimen y que ahora ya no puede ser el mismo porque ese Otro, como interlocutor, está roto. La pandemia nos lo ha revelado muy bien al echar por tierra todas las rutinas y ficciones que nos sostenían. Ni siquiera el saber de la ciencia ha quedado indemne, mucho menos por supuesto el semblante de los políticos, que han evidenciado su inconsistencia. La pandemia nos ha dejado, a cada uno y cada una, a solas, en una cierta intemperie, con nuestros arreglos y manejos propios.

Este nuevo Otro, caracterizado por sus roturas y sus desenganches, produce narraciones fragmentadas ante las que nuestra identidad se siente sorprendida, a veces rota, contradictoria o confusa. Es un Otro que no genera ya una identidad sólida, sino identificaciones dispares y variables. Un Otro diferente del Otro de la antigüedad, que hacía creer en la relación mágica con la naturaleza o en la relación con los dioses que le acompañaban. También es distinto del Otro del Logos de la Ilustración, un Otro que promovía la confianza en la luz del pensamiento y en las construcciones humanas.

Este nuevo Otro roto es producto de la intromisión de la ciencia en la naturaleza, en la vida y en el capitalismo. Hay procedimientos automáticos o calculados por la sociedad tecnocientífica, pero en sus fronteras, en sus espacios no colonizados, queda desamparado, de nuevo, el cuerpo y la existencia del humano posmoderno. El desengaño es fuerte y genera un sentimiento negativo, teñido cada vez con más rabia e indignación. Este Otro roto no nos ofrece la garantía de un manual de uso para vivir. Sólo renueva ilusiones, ficciones y sugestiones de todo tipo si el ciudadano acepta vivir como un consumidor o creyente del mundo global. Y, en lugar de cumplirse la profecía del fin de la Historia, nos encontramos con una paradoja inesperada: el lazo social se rompe y proliferan las segregaciones en un mundo globalizado.

La resistencia a las vacunas es un buen ejemplo. Ninguna variable (edad, sexo, credo político, región) en los/las que se resisten a vacunarse se revela decisiva. Quizás la clave, ésta sí compartida, es un nivel alto de desconfianza en el Otro social que nos propone la vacuna: gobiernos, farmacéuticas, expertos institucionales. La credibilidad de este Otro está tocada en los vínculos sociales actuales. Dos causas para ello, una de largo recorrido y otra más próxima, ambas ligadas. La que viene de lejos, y ya hemos comentado, es el declive del patriarcado, como régimen donde la autoridad se encarnaba en figuras incontestables. Hoy, además, la desconfianza es un signo de época, acentuado por los abusos que se han visibilizado sobre los beneficios particulares que algunos persiguen en la cosa pública (corrupción, fraudes empresariales) y por la polarización creciente de la sociedad. Resistir a las vacunas es, en algunos casos, ejercer una protesta también contra esos abusos, aunque las consecuencias de esa resistencia puedan ser negativas para el propio sujeto.

Otros utilizan la resistencia como palanca para derribar al «enemigo» político. El riesgo es que unos y otros terminen autocastigándose y perjudicando también al conjunto. Todos tenemos el derecho a la duda legítima y por eso, los gobernantes están obligados a un esfuerzo de claridad y de asunción efectiva de responsabilidades, como instrumentos para recuperar algo de su credibilidad. Aquí, la palabra que decantará más decisiones será la de aquellos sanitarios próximos en los que confía cada uno porque es con esa palabra con la que se ha construido un vínculo trasferencial particular.

La pandemia ha desgarrado los velos y las ilusiones del mundo actual. Por un lado, captamos los agujeros de este Otro que nos ilusionaba, con sus progresos ante los retos de la muerte y la vida, y que ahora trastabilla. Por otra parte, los apoyos que el discurso capitalista nos facilitaba, en forma de conexiones permanentes a objetos sofisticados o de satisfacciones de todo tipo —solitarias o en grupo—, siguen presentes pero la pandemia también los ha puesto en cuestión, como vimos al hablar de la fatiga Zoom, paradigma del hartazgo que ese modo de goce nos produce. Ya no nos sirve tan fácilmente el encadenado del relato que íbamos construyendo, ni tampoco el deslizarnos de un lugar a otro (conexiones, redes sociales, viajes *low cost*, consumos) hasta el infinito y más allá. Algo se ha roto y precisamos de una nueva manera de anudar nuestras vidas.

Aquí es donde la conversación se presenta como un método y una oportunidad. Y más en un momento de aislamiento y confinamiento como el que vivimos —con sus aperturas y cierres— y que nos acompañará durante tiempo. Esta conversación que proponemos es un lazo sostenido a partir del vacío subjetivo de cada cual, es por tanto una necesidad y un deseo. No es una conversación organizada en la línea de esperar del otro las indicaciones, como si le atribuyéramos a ese otro (experto, político) un saber consistente. Ya hemos visto que eso no iba a más, lo que no resta valor al saber experto, simplemente no lo absolutiza. Tampoco puede ser una conversación monológica, en la que cada uno se confina con su propio pensamiento.

Esta conversación que nos interesa requiere de un primer enlace con nuestra soledad subjetiva, de una cierta suspensión de todas esas creencias y prejuicios que constituyen nuestra rutina habitual. Eva Illouz, socióloga israelí, analiza muy bien, en su último libro, *El fin del amor*, las condiciones sociales y culturales que hay detrás de lo que ha llegado a ser una característica común de las relaciones sexuales y románticas contemporáneas: el acto de abandonarlas. De distintas maneras —ya sea por falta de compromiso, por separación o divorcio—, las relaciones están marcadas hoy por la libertad de retirarse, o de ni siquiera entrar en ellas. En estas prácticas juega un rol clave el capitalismo consumista, que nos entrena para desechar los vínculos sociales y pasar rápidamente a la siguiente transacción. Esa propuesta que hacemos de desprendernos de parte del *automaton* (rutina) de nuestras vidas no es para sustituirlo rápidamente por otro, sino para tratar de acoger la contingencia (azar) e inventar —en esa conversación— fórmulas y significantes nuevos para cada uno/a. Palabras que nos permitan restaurar, con nuevos sentidos, ese real del cuerpo que se ha visto conmovido por la pandemia: la distancia, el aislamiento, los miedos y angustias, las ideas y pensamientos que nos embrollan y perturban.

Una breve viñeta de nuestra práctica nos ayudará a explicar mejor esta idea. Julia es una mujer mayor que hace el duelo de un ser querido, fallecido a causa de la COVID-19, escribiendo las recetas de cocina que todos aprecian. Es una idea que le surgió durante nuestras conversaciones, como un modo de poner por escrito algo que siente como muy suyo. Le sugiero que lo vincule a su propia historia y ella decide añadir a cada receta una coda al final, donde recuerda algún episodio de su vida ligado a ese plato. Esa «receta» le funciona porque los recuerdos que escribe son un ingrediente vital que no la sumen en la impotencia, sentimiento que nos abruma por aquello que no podemos hacer (en este caso recuperar al fallecido). Su coda invita más bien a prolongar la vida de sus recetas y a situar así cada una de esas piezas sueltas de su historia. Darse contra el muro de la impotencia lleva siempre a la pesadumbre, aceptar la pérdida permite, en cambio, hacer lo posible en cada caso. Julia se ha atrevido a traducir el ánimo triste en una fórmula poética propia, que ofrece al otro como parte de su conversación. Sus codas a las recetas son esos significantes nuevos que inventa con los que poder restaurar algo de lo que se ha conmovido, de manera trágica, en su vida.

La presencia y la atención

Cuando hablamos con adolescentes, muchos se quejan no de la ausencia física de los adultos, sino de una presencia que no parece muy interesante: «están, pero no nos hablan» o «no nos respetan». Y tienen razón en el hecho de que se puede estar con alguien y dejarlo solo con su objeto (*gadgets*, droga). Mas allá de la exactitud de esa queja —siempre relativa— la «verdad» que se escucha allí es: que «lo suyo» no se acoge. Y eso teniendo en cuenta que ellos son los primeros en no saber bien «qué es lo suyo». Lo que sí sabemos es que es algo que les aprieta a ellos, es su obstáculo.

La presencia, asociada al amor y condición de la atención, es necesaria pero no suficiente. Hace falta algo más que pasa por dar un lugar a esa singularidad —hacerla presente— aún si no se entiende de qué se trata. Gus Van Sant, director de varias películas sobre adolescentes (*El indomable Will Hunting, Elephant*), recordaba en una entrevista que no hay ninguna necesidad de comprender a un adolescente para acompañarlo. Prestar atención es también vaciar los significados previos, los prejuicios y suspender los saberes establecidos.

¿Qué sería entonces una verdadera conversación entre adultos o entre adultos y niños/adolescentes? De entrada, podemos decir que el objetivo de la conversación no es repetir lo sabido, eso es la cámara de eco de las RRSS o los sermones *prêt-à-porter*. El eco que propicia una conversación verdadera se acercaría más a la idea de resonancia de Harmut Rosa (2019) que incluye la dimensión de lo distinto. Conversar, como dijimos antes, es partir de lo nuevo, lo no sabido, la sorpresa, la incertidumbre, y hacerlo alrededor de un interrogante que organiza y sostiene la conversación. Para los adultos, profesionales y/o madres y padres, por ejemplo, un interrogante importante es que no sabemos bien qué significa esta transformación tecnológica y que tampoco sabemos muy bien cómo se organiza una conversación. Necesitamos más prácticas y más experiencias y testimonios.

El objetivo de conversar es tratar de nombrar algo de eso que les pasa en el cuerpo (rabia, tristeza, angustia, miedo), para que al tener un primer nombre pase del cuerpo (como malestar) a la palabra. Ayudarles a leer y a decir eso que les pasa sin tener que actuarlo. Laura es una adolescente que se corta a menudo, son autolesiones ligadas a estados de ánimo difíciles y a una situación familiar muy compleja con una madre alcohólica y un padre que las abandonó pronto. Esas marcas que se hace le alivian la tensión que sufre y a veces la reaniman cuando está muy decaída. Hablamos de su vida y de su afición al arte, dibuja muy bien y eso le permite separarse de una posición de cuidado de la madre que la deja muy afectada y pasiva. Le animo a que siga con la fotografía que acaba de descubrir. Me trae sus fotos, extrañas porque sólo ofrecen vistas parciales, fragmentos de bosques o de calles. «Son, dice, recortes de mi vida». Progresivamente va dejando de cortarse y ahora la separación de esa posición pasiva tiene esa forma poética de sus *recortes* fotográficos, no hace falta que se lesione porque su «receta», cocinada en la conversación, le permite otra salida más interesante.

No se trata, entonces, de localizar las causas de lo que les pasa, y cerrar así toda conversación. Responder demasiado rápido anula la posibilidad de desplegar preguntas y sorpresas que pueden surgirles. Postergar la respuesta, en cambio, es un modo de no perder el hilo del discurso y de acoger lo que es para ellos/as una mezcla de tropiezo (fallo) y al tiempo de anhelo por encontrar alguna brújula que les oriente. Basta, entonces, con dejar que la palabra circule suspendiendo el sentido último a la espera que ellos encuentren otra manera de decir. Como Jan, un chico inquieto que encuentra cierta tranquilidad cuando consigue deconstruir sus actos perturbadores (agresiones a compañeros) en tres momentos: «loco» – «el salto» – «rabia». Son sus palabras para localizar cómo algo le vuelve loco (los gritos y presencia de los compañeros), luego salta sobre ellos para sacarse de encima esas voces y finalmente le sale la rabia por el desastre que ha provocado. A este chico, construir esta secuencia le permite pensar otras maneras de conseguir «bajar la voz del otro» —no hay que olvidar que la voz y la mirada les inquieta porque siguen siendo una expresión del juicio del otro, en una época donde además la excelencia es un imperativo para todos/as.

A nivel colectivo, pero con una lógica similar, el movimiento *Black Lives Matter* ha introducido significantes relativamente nuevos. Fueron creados como un *hashtag*, #BlackLivesMatter, en 2013, como parte de una respuesta de las redes sociales por la absolución del hombre que disparó al adolescente afroamericano Trayvon Martin en Florida, en 2012. Estos significantes hablan de la vida —los cuerpos importan— y sirven de unión para muchos norteamericanos, muchos jóvenes, gente de todas las razas, que se han unido en un movimiento social identificado con estos significantes. Nombran así un deseo por la vida que se opone a la segregación racista (Laurent, 2020).

Animar la conversación sólo es posible, entonces, si prestamos atención ya que la buena economía de la atención es la que nos permite escuchar a quién habla, más allá de lo que dice o hace. El sujeto no se reduce nunca a su acto y es por eso que hay que interpelarles separando sujeto y acto: «Tú le has golpeado, es cierto —podemos decirle a un muchacho que agredió a un compañero—, pero ¿qué quieres/piensas hacer con eso? ¿te sientes orgulloso, culpable, indiferente, angustiado?». Si reducimos a alguien al acto que realiza, le estamos impidiendo rectificar su propio acto. Un sujeto es siempre algo más complejo que sus acciones. No se trata de darle la (su) razón, pero tampoco quitársela de entrada. Intervenir sin juzgar, pero apelando a la responsabilidad y las consecuencias de los actos y dichos. «Puedes no ir a clase, pero eso tendrá efectos para ti (notas, padres, expulsión)».

Ayuda también que introduzcamos nuestra versión de lo que fue eso para nosotros y de las soluciones que encontramos, no tanto como ejemplo a seguir sino para constatar que nosotros no somos invulnerables, y que, si pasamos por eso y seguimos adelante con nuestro deseo, él o ella también podrían. El testimonio personal es un buen antídoto contra lo estándar y fácil que pretende universalizar todas las experiencias. Lo universal lima los detalles y borra lo singular, que siempre retorna de una forma u otra. Agamben (2010) hablaba, tomando apoyo en Benjamin, aunque con otra tesis, de la destrucción de la experiencia vital, basada en la existencia cotidiana en una gran ciudad: «La jornada del hombre contemporáneo no contiene ya casi nada que todavía sea traducible en experiencia. [...] El hombre moderno vuelve

por la noche a su casa extenuado por un fárrago de acontecimientos —divertidos o tediosos, insólitos o comunes, atro-
ces o placenteros— sin que ninguno de ellos se haya convertido en experiencia».

La apuesta de articular una conversación cara a cara es
también la apuesta de un nuevo amor, nuevo porque no implica la sumisión y el silencio del amor al padre, ni tampoco
la servidumbre voluntaria que nos proponen los *gadgets*. Al
capitalismo no le gusta el amor porque siempre resalta la falta y lo llena de objetos. Por eso, se trata aquí de un amor más
herético, que implique al otro y lo otro al mismo tiempo. Y
para eso no hay otra que verse las caras.

Examinamos a continuación algunos ingredientes posibles de esa conversación que suture este mundo roto en el
que, como hemos visto, no faltan las debilidades, los delirios
y los (auto) engaños. La conversación puede ayudarnos a localizar y situar eso que no engaña y que se manifiesta como
angustia o satisfacción (goce), mezcla de amor y odio.

EL HUMOR Y EL SINSENTIDO
EN LA ERA DIGITAL

«También tendrán que ser discretos en todo, lo que no quiere decir en absoluto ser castos, otra forma de exceso. Cultiven una alegría razonable a fin de que la pena no altere la fluidez de la sangre y la prepare para la descomposición. En este sentido, no hay nada como usar el vino en buena cantidad, para aligerar un poco el aire de pesadumbre que les llegue de la ciudad apestada.»

Albert Camus, *Exhortación a los médicos de la peste*

Iniciamos el confinamiento con un sinvivir de conversaciones digitales y uno de los primeros recursos que encontramos para frenar la angustia y el miedo que suscitaba el virus fue el humor, en sus diferentes expresiones. Millones de memes han invadido estos meses nuestros buzones electrónicos, como el que traía la foto del Príncipe Carlos de Inglaterra y abajo la leyenda: «Tantos años esperando la corona y le llega la que no es». Hoy escasean cada vez más los chistes verbales, y las agudezas dan paso al imperio de la imagen.

El humor está presente en nuestra existencia subjetiva, de manera continua y, por eso, un traumatismo como el que estamos viviendo lo hace más susceptible de cambios, oscilaciones entre los dos polos extremos, por lo que pasamos fácilmente de uno a otro: la manía y la melancolía. Desde la teoría clásica de los cuatro humores —que se inicia con Hipócrates y se desarrolla ampliamente con Galeno, alcanzando su plena vigencia en el siglo XVII— se sabe que el humor toca directamente el cuerpo y se sitúa «en la juntura más íntima del sentimiento de la vida» para cada uno, como propone Jacques-Alain Miller (2015) retomando la expresión de Lacan. Y se liga también, como mostró Descartes, con la sorpresa, en oposición al aburrimiento, que sería la reducción del Otro al Uno, eliminando la alteridad para quedarnos con más de lo mismo. El dicho humorístico se ofrece como antídoto del desamparo del sujeto. Freud (1974b) había anticipado que: «El humor no tiene sólo algo de liberador, como el chiste y lo cómico, sino también algo de grandioso y patético». Añade al efecto liberador lo grandioso, que deriva del triunfo del narcisismo que muestra cómo el yo se impone a la realidad sufriente negándola y desplazando al superyó el acento psíquico. El superyó rechaza —ante el surgimiento del humor— la dura realidad y acoge de buen grado la ilusión. Es lo que hemos visto durante la pandemia en la multiplicación incesante de todo tipo de imágenes y memes visuales que se viralizan hasta el infinito. Esta faz amable del superyó es lo que le permite al yo cierta ganancia de placer. En el chiste dejamos parte de la desgracia y sacamos una satisfacción compensatoria.

Restaurar la sorpresa

El chiste destaca, decíamos, por su capacidad de restaurar la sorpresa y producir el placer del juego significante. Cuando hacemos un chiste pasamos del sinsentido inicial a la emergencia de otro sentido, hacemos una transgresión del código, provocando un ahorro del sufrimiento y la recuperación del deseo vía el placer. Un sujeto le pregunta a otro ¿has tomado un baño?, el otro responde ¿por qué, falta alguno? Es un sinsentido que los baños falten, pero al usarlo así, fuera del código, se produce un nuevo sentido y un placer añadido.

El interés freudiano por el chiste es muy precoz, pero ¿qué queda hoy de ese interés? Lacan se refiere a la actividad creadora que nos permite una dominación sobre lo real expresada en el reto del sinsentido. La clave del placer que nos proporciona el chiste es ese efecto de sinsentido que introduce, de allí que cuando tratamos de explicar un chiste, éste ya perdió su gracia.

Ese reto del sinsentido está siendo hoy abordado por la Inteligencia Artificial. En 2015, dos investigadores estadounidenses crearon un algoritmo que vinculaba imágenes virales con las palabras clave de chistes humanos y diseñaron una máquina capaz de generar memes de forma automática y que, por supuesto, provoquen risa.[1] Su objetivo era «cap-

1. Wang, William Yang y Wen, Miaomiao. «I Can Has Cheezburger? A Nonparanormal Approach to Combining Textual and Visual Information

tar la esencia del humor en las imágenes» que no resultaban graciosas sin el texto. El algoritmo que diseñaron puede encontrar memes escritos por humanos, pero no generar los suyos propios palabra por palabra. Dos años más tarde, las académicas Liane Gabora y Kirsty Kitto presentaban los resultados de su investigación *Hacia una teoría cuántica del humor*.[2] Allí plantean que «el humor cognitivo puede ser modelado usando el marco matemático de la teoría cuántica». Esto se traduce en la posibilidad de explicar qué es lo que sucede cuando entendemos bromas, juegos de palabras y otros elementos humorísticos a través del marco cuántico (materia y energía a nivel atómico y subatómico). El problema, para ellas, es que la clave del humor se encuentra en que existan elementos ambiguos «que tengan diferentes interpretaciones posibles en distintos estados».

Es un hecho que hay patrones claros en el humor, pero una computadora se pierde irremediablemente ya que se necesita un buen procesador semántico y pragmático (es decir, la máquina necesita entender el significado), pero a día de hoy no estamos cerca de que eso sea factible. Los famosos asistentes inteligentes, como Siri o Alexa, han demostrado su humor más de una vez, pero en estas aplicaciones el fenómeno del humor sucede de manera inesperada; comandos que

for Predicting and Generating Popular Meme Descriptions». Association for Computational Linguistics, 2015. Disponible en Internet.

2. Gabora, Liane y Kitto, Kirsty. «Toward a Quantum Theory of Humor». *Frontiers in Physics*, nº 26, enero, 2017. Disponible en Internet.

les fueron impuestos por programadores e ingenieros acaban convirtiéndose en verdaderos gags por diferentes razones (mayormente por el ridículo que provocan). Son un claro ejemplo de que el humor es, de momento, algo espontáneo, inesperado, casi imposible de lograr a través de complejos algoritmos.

Los psicoanalistas tenemos la invitación que el propio Lacan (2012b) hace en los años setenta del *gai savoir* (el saber alegre) como auténtico afecto de alegría que se opone a la tristeza. La época, y sobre todo la ética analítica, nos exige no renunciar a unir a nuestro horizonte la subjetividad de su época, participar de sus debates, y para ello el buen uso del humor y del bien decir deviene fundamental: «Sean pues más distendidos, más naturales, cuando reciben a alguien que viene a demandarles un análisis. No se sientan tan obligados a darse ínfulas. Aun como bufones se justifica que estén. No tienen más que mirar mi televisión. Soy un payaso. Sigan mi ejemplo ¡y no me imiten! La seriedad que me anima es la serie que ustedes constituyen. No pueden a la vez estar en ella y serla (Lacan, 1988)».

El humor resulta, pues, un ingrediente clave de la conversación porque «traduce» ese sinsentido en satisfacción. Tomar las cosas con humor es otra manera de hacerse cargo de lo que no tiene sentido (la pandemia misma, con todas sus consecuencias) para, con ese humor, obtener algo de satisfacción, en lugar de recrearse en la desgracia o la nostalgia. La conversación no pretende, pues, expulsarlo ni devaluarlo, sino incluirlo como una herramienta útil.

Preservar la sorpresa como brújula

«Esto es imposible, puesto que se ha curado. Ustedes lo saben tan bien como yo: la peste no perdona. En general, no —dijo Rieux—; pero con un poco de obstinación puede uno tener sorpresas.»

Albert Camus, *La peste*

«¡Dios mío! ¡Qué cosas tan extrañas pasan hoy! Y ayer todo pasaba como de costumbre. Me pregunto si habré cambiado durante la noche. Veamos: ¿era yo la misma al levantarme esta mañana? Me parece que puedo recordar que me sentía un poco distinta. Pero, si no soy la misma, la siguiente pregunta es ¿quién demonios soy? ¡Ah, éste es el gran enigma!»

Lewis Carroll, *Alicia en el país de las maravillas*

Cuando surge una crisis importante, como la actual de la COVID-19, los marcos se desencajan y con ellos la jerarquía de prioridades de cada uno/a, e incluso de la propia sociedad. Por eso, la primera pregunta que deberíamos hacernos, en lo que respecta a la educación, la salud y a las prácticas colaborativas y sociales, es ¿qué es lo esencial en nuestra propuesta, eso que constituye el hueso de nuestra praxis?

Desde hace ya unas décadas, los modelos colaborativos se han ido desarrollando favoreciendo la coordinación entre profesionales e instituciones. Más recientemente, a esos procesos, generados por lo que se llamó la *New Public Management*, se sumó el uso de las redes telemáticas (protocolos, *mails*, aplicativos) que ya hemos incorporado y se ha convertido desde hace un tiempo en nuestro funcionamiento habitual. Todo ello es necesario, pero no suficiente para generar nuevas maneras de hacer, y ni siquiera eso es lo fundamental. Lo automatizado tiende, por sí mismo, a la burocracia, que es uno de los nombres de la mortificación del deseo.

Lo esencial es algo más ligero, pero al tiempo más consistente como revulsivo: el hecho de que la conversación —como procedimiento central de nuestro «método» de trabajo con alumnos, pacientes, familias, otros profesionales— da un lugar relevante a la sorpresa, ese factor que contraría el funcionamiento automático (eso que hacemos sin pensar apenas). No es poca cosa, sobre todo en un paradigma asistencial como el que tenemos, donde la monitorización y la protocolización ahogan cualquier imprevisto, cualquier azar y contingencia.

La pornografía nos ofrece un buen ejemplo para captar la importancia de la sorpresa. Su *boom* actual es correlativo a la dictadura de la transparencia y su oferta deja poco lugar a la imaginación. Los portales de porno ya admiten cualquier fantasía imaginable y dejan, así, poco lugar al misterio o la sorpresa. El erotismo, en cambio, apostaba por cierta opacidad, no desvelaba todo y había lugar para la sombra.[1]

1. Tanizaki, Junichiro. *El elogio de la sombra*. Siruela, Madrid, 2006.

La sorpresa es, de hecho, la verdadera causa de nuestra conversación y de la elaboración colectiva que permite captar los matices de una situación, sus posibles salidas, apenas impensadas cuando estamos solos. Puede aplicarse al análisis de un caso, un proyecto colectivo, el método organizativo o la conexión entre las propias redes asistenciales. O simplemente, en una conversación familiar entre la pareja o entre padres e hijos.

T, paciente adulto con un historial académico y profesional muy brillante, no entiende cómo su pareja, que siempre le admiró, ha decidido separarse. Viene a que yo convenza a su mujer para que olvide ese deseo de irse. Le señalo la paradoja de que su brillantez no le permitió captar ni un solo signo de la desafección, que venía de tiempo, de su pareja. Se sorprende, abandona su idea inicial y continúa viniendo a saber algo más de su estilo de vínculo al otro: siempre se rodea de gente que le ad(mira), gente de la que él apenas sabe nada. La sorpresa para él fue percibir algo de su funcionamiento psíquico que estaba muy velado por su rutina que él tanto celebraba: «soy buen marido, siempre salimos juntos a pasear, coincidimos en la crianza de los hijos...», cerrando así la puerta a cualquier efecto sorpresivo en su vida.

La sorpresa también es importante en el debate educativo, tan vivo hoy, entre tradición e innovación, que olvida que una y otra van juntas. Toda tradición fue un día una invención, nos enseñó Eric Hobsbawm (2005), y surgió como una sorpresa, algo imprevisto que tomó valor por lo que señalaba de novedad efectiva. Los ingleses no tomarían el té a las 5 si no se hubieran producido una serie de contingencias: el robo a China de la planta del té para cultivarla en sus colonias indias, la iluminación que trajo la industrialización y alargó la hora de la cena, las reivindicaciones obreras y la *influencer* Duquesa de Bedford que marcó estilo con sus *tea-party* aristocráticos.

Anclarnos en lo sagrado —en la nostalgia del régimen patriarcal— sería tanto como rechazar el hecho de que todo saber es siempre incompleto, y que por ello el que lo transmite debe dejar una puerta abierta. Pero, por otro lado, pensar que lo heredado es prescindible y sustituible por lo «nuevo» no deja de ser un ejercicio estéril de ignorancia. Los clásicos lo son porque nunca acaban de decir lo que están diciendo, porque siempre nos interpelan y nos permiten avanzar.

El hilo que une esas dos perspectivas (tradición/innovación) necesarias, no es otro que la capacidad que educadores o madres y padres pongan en juego para dar lugar a la sorpresa, como motor del aprendizaje. No para producirla ellos, sino para propiciarla en alumnos o hijos con su acto educativo. Las sorpresas no se aprenden, se encuentran, como decía Picasso, pero para ello hay que seguir un método y una disciplina, lo cual nunca se consigue sin esfuerzo. El bedel de la excelente serie *Gambito de dama*[2] enseña y oculta, al inicio,

---

2. *The Queen's Gambit* es una miniserie de televisión estadounidense basada en la novela del mismo nombre de 1983 de Walter Tevis, protagonizada por Anya Taylor-Joy. Fue creada por Scott Frank y Allan Scott y lanzada en Netflix el 23 de octubre de 2020.

su ajedrez provocando así el deseo de la protagonista por ese misterio que tanto tiempo ocupa al que será su maestro. Pero una vez que ella manifiesta su deseo de aprender, él no le permite que ella flaquee cuando se encuentra con los primeros tropiezos porque es ese esfuerzo sostenido lo que le permitirá descubrir las novedades de ese juego, con el que encontrará una salida y un futuro.

La sorpresa requiere dos cosas: el deseo del educador de transmitir su pasión por el saber y el consentimiento del alumno por aprender lo nuevo recibido. A partir de allí, de eso que ya se sabe, él podrá hacer (se) sus preguntas e interrogar la doxa. No se inventa de la nada, la sorpresa es una torsión de lo establecido. Para que todo eso suceda, hay que darle un lugar. La sorpresa no es un brindis al sol ni un anhelo naíf, es la consecuencia de un método que implica una cierta disciplina, en nuestra praxis, pero también en las dinámicas institucionales, que deben fomentar la permutación y corresponsabilidad más que afianzar los derechos de antigüedad o estatus, que no hacen sino eternizar lo constituido hasta volverlo rutina sin vida. La vida política es un buen ejemplo de esto último.

Las redes más allá de la pandemia

Todos/as nos hemos sorprendido porque el confinamiento ha sido leve e incluso terapéutico para muchas personas. Como si se hubiera verificado la tesis freudiana de que son los otros la fuente principal de nuestro malestar. También hemos verificado que hay personas que han inventado sus fórmulas para asegurarse, en la desescalada, el distanciamiento necesario para hacer soportable el lazo al otro. La pregunta, entonces, que nos interesa hacernos ahora es: ¿cómo continuar guiándonos por la brújula de la sorpresa, por lo nuevo que hay en nuestra mirada y en las respuestas de cada persona y de cada familia ante los diferentes acontecimientos a los que tienen que hacer frente? Ése es el principio al que no deberíamos renunciar porque apunta a lo importante, más allá de las novedades tecnológicas.

Las videollamadas, los protocolos, las fichas, todo eso son instrumentos útiles y necesarios. Pero lo que de verdad importa es conseguir mantener una conversación alrededor de los interrogantes que nos suscita nuestra praxis, sea la que sea. Hacerlo juntos pero cada uno con su pregunta, con aquello que lo sorprende porque no tiene (aún) la respuesta. Para esto, hemos visto cómo la presencia ayuda un poco más porque hace más tolerable y sugestivo ese «no saber», al convocarnos a todos alrededor del agujero del saber, tratando de inventar razones y reconociendo también las propuestas de las personas y familias que atendemos o con las que conversamos. Lo digital, en cambio, nos deja más fijados a las imágenes y las pantallas, que son siempre un poco hipnóticas y despistan sobre lo que (no) hay detrás.

Los algoritmos que gobiernan lo digital, además, se basan cada vez más en lo que llaman Cámara de Eco o Filtro de burbujas, mecanismos que nos atrapan en «lo mismo»: los mismos contactos, las mismas ideas, las mismas imágenes. La orientación que nos damos en nuestro trabajo en red y que proponemos para otros ámbitos apuesta, en cambio, por construir otra cosa.[3] De allí, la importancia de dejarse sorprender, de reivindicar el factor sorpresa como una clave fructífera.

¿Cómo mostrarle al algoritmo que deseamos escapar de nuestras regularidades? ¿Qué estamos a la altura de nuestros propios deseos? La Inteligencia Artificial, al imponernos la conducta «que nos conviene», nos impone un realismo eficaz, nos encarcela en nuestro propio conformismo. La sorpresa forma parte esencial de nuestra pragmática, es lo más sólido que tenemos para dar un lugar central a la subjetividad y no reducirla a una categoría universal. Por eso, la sorpresa toca el cuerpo, al *misterio del cuerpo hablante* (Lacan, 1981) y exige el azar, la contingencia de un encuentro.

---

3. Una reflexión sobre la actualidad del trabajo en red y la experiencia de Interxarxes se puede consultar en la conversación con Joana Alegret, Ramon Almirall, Fina Borràs, José Leal, Lidia Ramírez y José R. Ubieto disponible en: www.interxarxes.com.

No OLVIDAR LA PRESENCIA

«Todos estos edificios, todas estas aulas físicas, ¿para qué, con toda la tecnología que se tiene?»

Mario Cuomo, Gobernador de Nueva York

«En el aislamiento, el hombre permanece en contacto con el mundo como artífice humano; sólo cuando es destruida la más elemental forma de creatividad humana, que es la capacidad de añadir algo propio al mundo común, el aislamiento se torna inmediatamente insoportable... se torna soledad.»

Hannah Arendt, *Los orígenes del totalitarismo*

Esta vida algorítmica, que hemos analizado, propone, pues, un nuevo interlocutor, un *partenaire* un tanto especial, distinto del analógico ya conocido y eso afecta, sin duda, muchos ámbitos y a todas las edades. Comencemos por la infancia y adolescencia, ¿cómo se presenta y cómo incide este nuevo interlocutor en la vida de los niños y adolescentes? Sin ánimo de profetizar —los psicoanalistas no nos ocupamos de eso—, sí podemos aventurarnos a imaginar cómo serán esas infancias cuando todo esto acabe. ¿Qué habrá de nuevo en sus vidas?

Las últimas décadas aportaron dos nuevos objetos —hoy omnipresentes— que no formaban parte del universo infantil de los nacidos en el pasado siglo XX. Por un lado, la medicación psicotrópica (antidepresivos, anfetaminas, hipnóticos, antipsicóticos) como «solución» —para unos anestésica y para otros euforizante— a sus dificultades adaptativas en la escuela y en la familia; y por otro, los *gadgets* como ventana abierta a un nuevo lazo social y a un nuevo uso del juego.

En el libro ya mencionado *Del padre al iPad* dejamos constancia de cómo lo virtual gana terreno a la presencia y la pandemia ha sido una oportunidad única de negocio para las GAFAM y todas las tecnológicas. Lo virtual tiene, dijimos, sus virtudes, pero la cuestión, para el porvenir, es si esa virtualidad se ofrecerá cada vez más como sustituto «natural», e incluso perfeccionado, de la presencia. Eso ya está ocurriendo en muchos ámbitos de la salud y la educación —ya se habla de la educación tradicional como educación *offline*— y se irá desplegando con más fuerza, lo cual nos suscita diversos interrogantes.

El primero se refiere a la privacidad de nuestros datos. Un gigante tecnológico como Google ansia ofrecer servicios y productos básicos en educación, salud, urbanismo, seguridad, que en muchos países son propios del Estado.[1] Una de las empresas filiales de Alphabet, la matriz de Google, tenía un acuerdo con el Sistema Nacional de Salud británico (NHS) para la gestión con inteligencia artificial de datos mé-

---

1. Rodríguez-Rata, Alexis. «Google asalta la enseñanza universitaria, el urbanismo y la salud». *La Vanguardia*, 19/9/2020. Disponible en Internet.

dicos. El objetivo era mejorar su servicio, pero el contrato hizo que los expedientes de más de un millón de personas fueran a parar —sin su consentimiento expreso— a las manos de DeepMind (empresa de IA de Google).[2]

Un segundo interrogante apunta a la idoneidad de lo virtual: ¿es posible una educación en edades infantiles y púberes sin la presencia real de los cuerpos? ¿Nos conviene facilitar una educación monitorizada y bien programada, o aquélla que admite el no saber e incluye el factor sorpresa como un ingrediente clave en el aprendizaje y en la transmisión de saber? ¿Se puede transmitir el deseo de saber, generar hábitos y afianzar prácticas de responsabilidad, trabajo en equipo o solidaridad sólo vía *online*? Parece difícil porque no todo pasa por la palabra o la imagen en la pantalla, la función pedagógica del cuerpo (no reducible a su imagen) sigue siendo irrenunciable. Hace falta una práctica que incluya los cuerpos, el cara a cara y los tiempos propios de la presencia. El intervalo mismo en la presencia no tiene el mismo estatuto y efectividad que en lo virtual, donde su condición de vacío se ve obturada por diversos «ruidos» (*delay*, dificultades en la conexión). El silencio, que forma parte de la palabra, se ve eludido.

En un panel celebrado en Nueva York en mayo de 2020, organizado por la The Bill & Melinda Gates Foundation, el gobernador de Nueva York, Andrew M. Cuomo, sacudió

---

2. Hern, Alex. «Google "betrays patient trust" with DeepMind Health». *The Guardian*, 14/11/2018. Disponible en Internet.

el mundo de la educación y generó fuertes críticas de maestros y otros al cuestionar por qué los edificios escolares todavía existen. Una de las respuestas más contundentes fue la de Andy Pallotta, presidente del sindicato United Teachers del Estado de Nueva York: «Si queremos volver a imaginar la educación, comencemos por abordar la necesidad de trabajadores sociales, consejeros de salud mental, enfermeras escolares, cursos de artes enriquecedores, cursos avanzados y clases más pequeñas en distritos escolares de todo el Estado».[3] El proyecto «Grow with Google» y la Google University caminan en la misma dirección de sustituir la educación presencial por la virtual.[4] China empezó en 2017 a desarrollar el plan Next Generation Artificial Intelligence Plan. Su reto es conjugar el Gaokao, el duro examen estandarizado que funciona desde 1952 como puerta de acceso a un futuro universitario, con las aportaciones de la IA, algunas de las cuales ya se implementan en primaria y secundaria.[5]

Otra duda para el futuro inmediato, ahora en el ámbito de la salud mental, es el éxito que pueden tener los cribados rápidos y el aumento de etiquetas diagnósticas y de respues-

3. Strauss, Valerie. «Cuomo questions why school buildings still exist – and says New York will work with Bill Gates to "reimagine education"». *The Washington Post*, 6/5/2020. Disponible en Internet.

4. Walker, Kent. «A digital jobs program to help America's economic recovery». Disponible en Internet.

5. Feijóo, Claudio; Fernández, Javier. «Un puente estrecho: el presente futuro de la educación desde China». *Telos*, 5/10/2020. Disponible en Internet.

tas monitorizadas. Si ya en la era del *naming,* el mutismo del paciente se había convertido en un requisito para la evaluación psicológica, la duda es si eso ahora irá en aumento (Ubieto, Pérez, 2018). De hecho, ya disponemos cada vez más de protocolos *easy* para la detección y posterior actuación sin apenas presencia física: un montón de *apps* de cuidados y vigilancia de la salud física y mental, incluidas las creadas para la detección del coronavirus.[6] La pasión que algunos (incluidas instituciones loables en su atención a la infancia) han puesto en los datos de un supuesto incremento de las patologías de salud mental entre la población confinada —especialmente niños y adolescentes— dan pie a estas respuestas monitorizadas. Se confunden síntomas reactivos frente a la crisis con patologías mentales, sin que ello signifique ignorar los malestares generados por ésta[7] y otras crisis anteriores.[8]

La cuarta duda que queremos señalar es cómo afrontaran en el futuro pos-COVID muchas familias, en situación de precariedad social (trabajo inestable, economía justa o insuficiente, alojamiento precario e irregular), la conciliación entre su trabajo (presencial generalmente) y los cuidados

6. Pastor, David; Vinuesa, Ricardo. «Las "apps" para crear protección colectiva digital». *The Conversation,* 6/10/2020. Disponible en Internet.

7. AEPCP, AEPNYA, ANPIR, SEP, SEPYPNA. *Salud Mental en la Infancia y la Adolescencia en la era del COVID-19,* 2020. Disponible en Internet.

8. AXA. *A Report on Mental Health & Wellbeing in Europe,* octubre, 2020. Disponible en Internet.

cuando el Estado no pueda asegurar la educación o el ocio presencial. Algunos economistas ya hablan de la *era del desorden* para referirse a una etapa que se iniciaría ahora y que conllevará —predicen— un caos y una crisis de la globalización.[9]

La novedad de nuestra época —y que la pandemia ha visibilizado como nunca— es que los más vulnerables están obligados a poner el cuerpo en su trabajo (esencial) cuando, sin embargo, para muchos de ellos la oferta a la que pueden acceder en la educación, en la atención social o en la salud será, cada vez más, virtual, quedando la presencia como un objeto de lujo, sólo al alcance de unos pocos que puedan pagarla. Para la mayoría de la población, lo digital se convertirá en su sustituto *low cost*. La IA y sus algoritmos, como vimos, trabajan para hacernos más fácil y cómoda la vida, pero ello, como bien saben los ejecutivos de Sillicon Valley, es una promesa incompatible en buena parte con el cuerpo a cuerpo.

Esta misma fórmula la vimos ya en relación al TDAH, donde al principio las familias pudientes accedieron, de buena gana, a la medicación y cuando se empezaron a constatar los efectos secundarios no deseables, la sustituyeron por otras fórmulas (neurofeedback, realidad virtual, reeducación) pasando entonces los colectivos más vulnerables a ser los principales consumidores, tanto de anfetaminas como de videojuegos y pantallas.

9. Deutsche Bank. *The Age of Disorder – the new era for economics, politics and our way of life*, 9/9/2020. Disponible en Internet.

Las buenas noticias

Internet es, como vemos, el *Phármakon* al que se refería Platón. Por un lado, es un remedio contra el olvido y, por otro, es un veneno. La buena noticia es que estamos iniciando, respecto a la burbuja digital, el descenso de la curva de expansión. Hay ya múltiples indicadores de los síntomas que genera esta vida algorítmica. Desde los arrepentidos digitales que han creado un Centro para Humanizar la Tecnología,[10] hasta asociaciones de padres que denuncian a las grandes corporaciones y sus propuestas de educación virtual, como es el caso del proyecto Summit en Kansas[11] y otros lugares de Estados Unidos. Las propuestas de desconexión crecen e incluso hay leyes, como en Francia, que tratan de regularla en el ámbito laboral.

Lo interesante es ver las aporías que desarrollan: a más acumulación de saber, a más tutoriales para aprender, más equívocos surgen y más aumenta el deseo de otra cosa. Favorecer ese deseo es lo que hicieron seis jóvenes cuando organizaron, durante el verano de 2018, el primer campamento para adolescentes con el requisito de no llevar teléfono móvil ni ningún otro dispositivo electrónico, para «desintoxicarse de lo digital» y demostrar que no se necesita Internet para divertirse. Parece que el resultado fue lo suficiente exitoso como para repetirlo, al igual que la decisión

10. Center for Humane Technology: http://humanetech.com/.
11. Bowles, Nellie. «Silicon Valley Came to Kansas Schools. That Started a Rebellion». *The New York Times,* 21/4/2019. Disponible en Internet.

del elitista colegio británico Eton de confiscar los móviles a sus alumnos de primer año (13-14 años) por las noches, con el objetivo de alejarlos de la presión de las redes sociales y mejorar el sueño. La mayoría, según su director, acataron la norma sin quejas y agradecieron que se les libere de la presión de leer y contestar a los mensajes durante la noche. Sacarse de encima esa voz y esa imagen, que se presentan a veces como imperativos muy exigentes, parece que alivia al sujeto.

Los últimos diseños, nacidos en Silicon Valley, apuntan a la educación poniendo énfasis en la vigilancia y evaluación de los niños/as. Aquí los algoritmos pretenden discriminar éxitos y fracasos para «derivar» a cada uno a un itinerario formativo sin tomar en cuenta los momentos evolutivos (crisis, retrasos puntuales, ritmos de aprendizaje diversificado). Para ello, se trata de sustituir al profesor por un ordenador con el que interactuar, tratando todas las posibles dificultades de la misma manera. Curiosamente, la mayoría de ejecutivos de este laboratorio de empresas tecnológicas tratan de educar a sus hijos en escuelas más tradicionales, donde la tiza todavía conserva su función.

Los psicoanalistas sabemos que el fracaso forma parte de la vida y, por ello, es bienvenido. No es un problema en sí mismo porque siempre que un ideal se impone como imperativo universal, surgen las objeciones particulares donde cada uno/a «fracasa» a su manera. Freud lo descubrió con sus primeras pacientes histéricas, dispuestas a objetar al discurso del amo y al saber de una medicina que las acusaba de simuladoras por no obedecer sus órdenes. Lacan también se refirió al síntoma como fracaso en otros términos, al señalar cómo lo real es imposible de representarse, de reducirse a un sentido, y por eso siempre vuelve —dijo— al mismo lugar. Su política del síntoma es una manera de orientarnos hacia eso que cojea y obstaculiza al progreso. El problema del fracaso no es, entonces, su existencia —que algo cojee en nuestras vidas (eso es lo real)— sino el hecho de que una vez confrontados aprendamos algo de esa falla, no la borremos negando su existencia.

Hemos usado estos meses Zoom y todo tipo de *apps*. Nos han servido, pero al mismo tiempo nos han fatigado y nos han provocado el deseo de otra cosa. Nos han aburrido y eso, como el fracaso, nunca es malo. En la infancia, de hecho, es el resorte principal de la invención. Por eso, no hay que desesperar. Hay, más bien, que tomar esta crisis como una oportunidad de investigación sobre todas estas cuestiones que afectan directamente nuestras vidas y las de nuestros hijos/as.

En referencia a la atención psicológica, ¿queremos promover —como ya se está haciendo *urbi et orbi*— una terapia *online* sin límites de fronteras ni tiempo, fácil y barata, o seguimos pensando que se requiere la presencia, el cuerpo y el deseo del analista? No hay duda que los tratamientos virtuales permiten desembarazarse más fácil de los sujetos, e incluso de la propia subjetividad del terapeuta, que queda velada por la pantalla (Miller, 2013).

¿Las políticas sociales públicas pos-COVID en sanidad, educación y servicios sociales seguirán orientadas por los principios neoliberales —sálvese quien pueda— o se orientarán por la necesidad de una mutualización del riesgo y una solidaridad colectiva?[12]

Hannah Arendt nos recordaba la importancia de que las generaciones establecidas acojan con ánimo y deseo las propuestas de las nuevas. No debemos anclarnos en lo sagrado de la tradición protegiéndonos de no se sabe qué. Por lo que se refiere a la tecnología, sigamos a Heidegger (1994), cuando en su bello texto titulado *Serenidad* aconseja aceptar las novedades de la técnica, mantener una apertura al misterio que trae, siempre y cuando sepamos mantener nuestros principios, porque eso es lo que nos orienta.

Por lo que hemos visto hasta aquí, uno de los principios que no podemos olvidar es la presencia, como requisito para sostener los lazos sociales y las invenciones que allí se pueden forjar. Claro que hay formas y formas de estar presentes como vimos y que, como nos recuerdan los adolescentes ya mencionados, «se puede estar sin estar». En realidad, se trata siempre del uso sintomático (propio) que cada uno hace de los *gadgets*, de las RRSS, de lo digital en general. Hay usos excluyentes y alienantes que rechazan el vínculo para quedar (auto)conectados y otros que saben «recordar la presencia» como decía con acierto nuestro colega Gil Caroz.[13]

---

12. Bengoa, Rafael. «¿Cómo cambiará la pandemia a la sanidad y los servicios sociales? Una propuesta para avanzar». *Informe Económico y Financiero*. ESADE, Barcelona, 2020. Disponible en Internet.
13. Caroz, Gil. «Recordar el psicoanálisis». *Blog de la* ELP, 12/5/2020. Disponible en Internet.

Si tenemos restringida la presencia, el cuerpo a cuerpo, podemos optimizar lo digital, adaptarlo a nuestro estilo de comunicación, de encuentro, o de modo de satisfacción. Podemos usarlo en todas sus variantes (chats, webs, RRSS, *apps*) a condición luego de prescindir de él. Todos usamos chats de mensajería, correos electrónicos, redes sociales o mensajes de audio directos o grabados. Nos permiten conectarnos, transmitir informaciones, intercambiar opiniones, comunicar sentimientos… pero para que todo eso tenga un carácter de vínculo es preciso que una presencia se vuelva posible en otro momento. Esos intercambios no equivalen ni sustituyen al encuentro, lo evocan y pueden prolongarlo. Cuando hablamos por teléfono o «conversamos» por WhatsApp tenemos la referencia y el recordatorio de una presencia que ha tenido lugar en el pasado o que tendrá, eventualmente, lugar en el futuro.

En cualquier caso, para el psicoanálisis no se trata de proporcionar una moral de uso de la tecnología, sino captar el uso sintomático (entendido como su propia «solución») que cada uno hace de esos objetos de los que se rodea. El uso y las satisfacciones que surgen de allí.

SALIR DEL TÚNEL, JUNTOS

«Sin atisbo alguno del futuro que se está estructurando, andamos descaminados en la significación que atribuimos a las impresiones que nos agobian y en la valoración de los juicios que formamos.»

Sigmund Freud, *Consideraciones de actualidad sobre la guerra y la muerte*

Con estas palabras empieza Freud su escrito de 1915 sobre la guerra y la muerte. Un fantasma de ruina y catástrofe moral asola una Europa que hasta ayer prometía un futuro alegre. Cien años más tarde, nos encontramos en la oscuridad de otro túnel, donde avistamos algo de luz, pero todavía persisten las sombras, del presente y, sobre todo, del futuro económico y social.

En la desescalada, son muchos los que descubrieron que no se estaba tan mal confinados. Durante las primeras semanas de enclaustramiento hasta hubo un descenso notable de la tasa de suicidios y las urgencias psiquiátricas. Las víctimas del *bullying* se sintieron aliviadas, al igual que todas las personas extremadamente susceptibles o con fobia al contacto social. Incluso una buena parte de los que se consideran «normales» lo llevaron muy bien: leyeron, vieron series, ordenaron sus cosas, hablaron con la familia... Cosas que antes sus ajetreadas vidas les impedían hacer.

Otros, en cambio, fundamentalmente aquéllos cuyos modos de satisfacción exigen la presencia continua del otro y la movilidad, sufrieron más de la cuenta y tuvieron que transgredir las medidas de confinamiento para aliviar la angustia de su encierro.

¿Por qué entonces ese aparente miedo a salir, si todo —como nos dicen— será normal y, además, nuevo? ¿Qué de lo «viejo» nos seguirá acompañando, en forma de temores o expectativas?

Nuestros miedos son sus miedos, al menos para los más pequeños, donde los adultos anticipamos el temor. Luego, ellos mismos fabrican su propio miedo y en la pubertad son muy sensibles a los afectos de grupo. Lo cierto es que la vuelta al colegio, en septiembre, suscitó polémica y temor. Para la mayoría de niños/as y adolescentes había otras preocupaciones: ¿se les reducirá el tiempo de las pantallas, quizás no coincidan en su burbuja con todas sus amigas y amigos, a lo mejor alguien da positivo y tienen que confinarse? Las inquietudes de cada inicio de curso, agravadas por las incertidumbres nuevas.

Para madres y padres, en cambio, el miedo fue más patente, temor lógico y razonable habida cuenta que el virus seguía allí, sin *deadline* conocido y sin que nadie pueda ofrecer garantías fiables. Si a eso sumamos la confusa planificación de las autoridades, el miedo se expande y contagia.

Se trataba, para todos, de volver a la vieja normalidad escolar —suspendida en marzo— pero con las reglas e incertidumbres de la «nueva». Algo no encajaba en ese puzle y el miedo fue su indicador más claro. En la palabra «miedo» ya se cristalizan temores diversos: al contagio, a los efectos posteriores, a la conciliación familiar, a las pérdidas por venir, a los confinamientos imprevistos. El miedo es el resto de la angustia que la promesa de la «nueva normalidad» y sus protocolos no han podido absorber.

Hay más luz cuando alguien habla

¿Cómo hacer? Freud nos da una pista en una de sus conferencias sobre «La Angustia» (1916) en la que relata una anécdota en la que un niño, angustiado por hallarse en la oscuridad, se dirige a su tía, que se encuentra en una habitación vecina, y le dice: «Tía, háblame; tengo miedo». «¿Y de qué te sirve que te hable, si de todas maneras no me ves?», «Hay más luz cuando alguien habla», responde el niño. Esta anécdota nos enseña que, si bien el miedo y su oscuridad no desaparecen de la vida de los niños, hay fórmulas para hacerlo soportable. Se trata, pues, de trazar algún límite que sirva de referencia, la palabra sin duda es uno importante. Conversar con los hijos/as de estos temores y de las medidas previstas es un primer paso. Eso ayuda a servirse activamente del miedo como un elemento de protección del peligro, en lugar de sufrirlo pasivamente como fuente de inhibición.

Otra estrategia para acotar el miedo y ponerle balizas es crear algún ritual. Es la función que tienen esos circuitos escolares del hidrogel, la temperatura, las señales, la mascarilla y los protocolos diseñados. O el ritual del cuento infantil al pie de la cama, antes de dormirse. Las ceremonias —empezando por las funerarias— siempre introducen una marca simbólica que nos conforta porque se acompañan de la presencia del otro, frente a un real (muerte, enfermedad) que nos sobrepasa.

Un tercer antídoto para no sucumbir ante el miedo es disfrutar de todo aquello que nos gusta, no ceder en el deseo del encuentro con los otros y en las actividades placenteras, aplicando las medidas necesarias. El miedo y la culpa engordan con la renuncia, es una característica de nuestra condición humana.

Finalmente, pero no menos importante, confiar en las invenciones de niños/as y adolescentes, apostar por que ellos sabrán cómo tratar esos temores. Para eso juegan, mueren y matan, hasta resucitar cien veces en la *Play*. O crean sus propias coreografías en TikTok con sus avatares y desparpajo. O cuelgan sus *stories* en el *Insta* y esperan comentarios del grupo. No es sólo entretenimiento, es sobre todo un tratamiento de sus preocupaciones, una elucubración sobre su lugar en el mundo y lo que cuentan para los otros, una recreación de miedos irrepresentables de otra manera. El juego es su vacuna más segura frente a los miedos.

Todos/as queremos volver a la normalidad, pero como dice el meme «sólo volverán —según la OMS— aquellas personas que ya antes eran normales», o sea nadie y todos, cada uno a «su» normalidad. Para ello, habrá que superar dos retos. Por un lado, tolerar una cierta angustia y miedo al contacto con el otro que evite desarrollar una fobia social o una hostilidad excesivas. Nos conviene más conservar una cierta precaución que no impida el contacto, asumiendo que nada garantizará nuestra inmunidad al 100%, ni incluso con las primeras vacunas.[1]

Por otro lado, todos deberemos hacer el duelo por nuestras pérdidas, para algunos de vidas humanas queridas, para otros de proyectos truncados o vínculos deteriorados y para casi todos de costes económicos.

Jacques Lacan (2012a), tras una visita a Londres justo al terminar la Segunda Guerra Mundial, tomaba el relevo de Freud para recordar que era en el *impasse* de una situación donde había que encontrar «la fuerza viva de la intervención». Saldremos, pues, del túnel porque se trata de una elección forzada entre la vida y la muerte, no nos queda otra. No es cuestión de seguir confinados y refugiados en la parálisis, sino partir de lo que hay.

Pero no saldremos de la pandemia solos ni pasivamente. Hace falta coraje —otra manera de hablar de ética— ya que no nos sirve ni el *automaton* (dejarnos llevar) ni el hábito de «más de lo mismo» (hacer como antes de la COVID-19). Tendremos que inventar vínculos nuevos y modos del lazo social que no eliminen la presencia: ni en la educación, ni en la salud ni en las relaciones personales y sociales. No hacer

---

1. Varlik, Nükhet. «¿Cómo acaban las epidemias?». *The Conversation*, 18/10/2020. Disponible en Internet.

del confinamiento un estado permanente, tan sólo una solución provisional para limitar los daños del virus.

Tendremos también que consolidar y ampliar otras modalidades colaborativas en lo económico (cooperativas de consumo y producción), en lo cultural (proyectos compartidos), en la investigación (interdisciplinariedad), en la política (acuerdos transversales). Fórmulas en red, presenciales y virtuales, que aúnen con criterios justos y abiertos lo colectivo y la diversidad. Algo de todo esto —y es lo mejor que nos está pasando, sin duda— ya lo estamos construyendo juntos.

Sólo así tendremos la oportunidad de no hacer de la crisis un estado de impotencia, que sólo alimentaría las políticas del miedo y los discursos excluyentes y xenófobos, siempre al acecho. Ahora no es el tiempo de los salvadores, esos hombres que vuelven, y tampoco de las ilusorias salidas tecno-monitorizadas que nos prometen la falsa «seguridad» de lo virtual. Es la hora para todos del compromiso colectivo, pero primero hace falta el de cada uno y cada una, uno por uno.

EPÍLOGO: COSAS QUE NOS
HA ENSEÑADO LA PANDEMIA

«Es difícil hacer predicciones, sobre todo del futuro.»
Yogi Berra, jugador de béisbol

Se han hecho muchas predicciones sobre cómo será el futuro pos-COVID, desde las que anuncian cambios radicales en los sistemas de gobierno —virando de la democracia al autoritarismo— hasta las que auguran el imperio de los robots y la cuasi desaparición de la presencia en favor de los lazos virtuales. Lo cierto es que ese futuro será contingente o no será, no parece que lo podamos dar ya por escrito (Innerarity, 2020). La clínica psicoanalítica nos ha enseñado sobradamente que siempre hay algo en el sujeto y en sus vínculos amorosos, sociales o familiares imposible de programar. Cuando todo parece encajar, surge el síntoma —lo que cojea— para recordarnos que cualquier ideal lleva en su seno su propio fracaso. Así que, la primera buena noticia que podemos dar es la de confiar en el síntoma, tesis que ya hemos comentado.

Nuestras vidas están cambiando y cambiarán todavía más, y aunque todavía no sabemos bien cómo, podemos anticipar algunas cuestiones, las más urgentes. Estamos viviendo una emergencia sanitaria pero también un tipo de pandemia social, reveladora de otros problemas existentes en nuestra sociedad: desigualdades, brecha digital, olvido en el cuidado de personas vulnerables, falta de recursos sanitarios. Richard Horton, médico y editor de *The Lancet*, planteaba que para poder superar la pandemia habría que pensarla como una sindemia,[1] término[2] que pone de relieve la interacción de los aspectos sanitarios y sociales, que va más allá de la emergencia sanitaria y deja secuelas, de todo tipo, que operan en una temporalidad más larga y compleja.

Ahora hay que poner todos los esfuerzos en reencontrar los vínculos que se han roto o perdido durante este año. Hay que recuperar aquello que es recuperable, admitiendo que siempre hay pérdidas y que en su lugar tendremos que inventar nuevas maneras de hacer que, sin renunciar al uso de las tecnologías y a los espacios virtuales, no olviden la presencia.

La *Krisis*, para los griegos, era el momento de una separación a veces crucial, como la que hay entre la vida y la muerte. De allí surgía la necesidad de analizar el fenómeno, hacer su crítica y análisis. Aún sin terminar la crisis pandémica podemos hacer un primer balance de lo que nos ha enseñado, analizando algunos elementos y variables. Propongo, sin ánimo de exhaustividad, algunas cuestiones.

1. Horton, Richard. «Offline: COVID-19 is not a pandemic». *The Lancet*, 26/9/2020. Disponible en Internet.
2. El término sindemia es un neologismo creado con la unión de las palabras sinergia y epidemia. Fue acuñado por Merrill Singer a mediados de la década de 1990 y desarrollado en su libro *Introduction to Syndemics* de 2009.

Todavía habitamos un cuerpo

La tecnociencia implica una promesa de felicidad y, en ocasiones, de invulnerabilidad cuando pierde la orientación, el rigor y prolonga sus cálculos sin fundamento. Los numerosos avances de las neurociencias, la genética, la biología molecular, junto a progresos tecnológicos notables en Inteligencia Artificial y un eficaz *marketing*, nos hicieron pensar que nuestro dominio de la naturaleza y del cuerpo nos garantizaba el riesgo cero. La sanitarización de la vida social, ese empuje a controlar cualquier variable vital y a medicalizar conflictos de la vida cotidiana, se ha exacerbado con la tecnología y ha generado la ilusión de poder desprendernos del cuerpo como de un obstáculo engorroso. «No es posible —dice el filósofo Santiago Alba Rico— hacer inmortales los cuerpos, eso lo sabemos, pero sí es posible, al menos culturalmente, alcanzar la inmortalidad sin ellos: basta intercambiar imágenes en vez de saliva.»[3]

Arthur C. Clarke, escritor y científico británico, autor de *2001: Una odisea del espacio*, tituló una de sus primeras novelas, aparecida en 1953, *El fin de la infancia* (Clarke, 2000). Casi recién finalizada la Segunda Guerra Mundial y en el inicio de los años dorados del capitalismo, imaginó allí una utopía: la desaparición de la humanidad a causa del hiperdesarrollo mental de los niños que, finalmente, deja-

3. Alba Rico, Santiago. «Contagio y Comunicación». *La maleta de Portbou,* nº 42, septiembre/octubre, 2020. Disponible en Internet.

rían de tener cuerpo para devenir entidades psi: las super-
mentes.

Hoy, setenta años más tarde, el transhumanismo anhela
el día en que el actual Homo Sapiens sea sustituido por un
modelo mejor, más inteligente y en mejores condiciones.
Como apunta Josep Ramoneda, refiriéndose a esa tesis:
«...estamos en la transición del último hombre (el último
cuerpo) al superhombre (el cuerpo confinado en sus próte-
sis tecnológicas)».[4] El transhumanismo postula que el ser
humano conseguirá ir eliminando los aspectos nocivos que
le condicionan —la enfermedad, el dolor, el envejecimiento,
la muerte— hasta que se produzca un cambio en la naturaleza o condición humana, que ya no será la misma. Para ello,
la tecnología es clave y están convencidos que, gracias a ella,
el envejecimiento podría detenerse e incluso revertirse y que
esa ficción de Clarke conseguiría hacerse realidad gracias a
algunas mejoras que podrían aumentar nuestro coeficiente
intelectual.

Ray Kurzweil, director de Ingeniería en Google, está
convencido que nos estamos acercando a lo que él llama la
«singularidad» —es el impulsor de la Universidad de la Singularidad de Silicon Valley[5]— y no tiene ninguna duda de
que el futuro le pertenece a la inteligencia artificial y que la
única opción que nos queda a los humanos, para sobrevivir,

4. Ramoneda, Josep. «El futuro y la condición humana», *op. cit.* Disponible en Internet.
5. Kurzweil, Ray. *La Singularidad está cerca.* Lola Books, Berlín, 2019.

es acogerla y volvernos —nosotros mismos— en parte o completamente artificiales. Eso sucederá cuando el desarrollo de la inteligencia artificial y de las tecnologías NBIC (nanotecnología, biotecnología, tecnología de la información y ciencia cognitiva) alcance tal nivel de sofisticación que se produzca una fusión entre la tecnología y la inteligencia humana, dando lugar a una especie de ser natural-artificial de «potencialidades aún inimaginables».[6]

Lo cierto es que la pandemia nos ha devuelto a la realidad de tener un cuerpo —no reducible a su avatar digital— vulnerable a elementos externos y a su propia degradación natural. Un cuerpo que es nuestra principal consistencia, como decía Lacan (2006b), pero que de vez en cuando «levanta el campamento» y nos deja a la intemperie. Un cuerpo que no está sólo puesto, que ya de entrada se ve afectado por el lenguaje (Miller, 2018): «La palabra pasa por el cuerpo y de retorno, afecta al cuerpo que es su emisor [...] bajo la forma de fenómenos de resonancias y ecos».

No es mundo para «viejos»

Un elevado porcentaje de los fallecidos por la COVID-19 han sido personas mayores —en algunos territorios cerca de dos de cada tres— y una buena parte de ellos vivían en residen-

6. Baltar, Ernesto. «El poshumanismo en la UCI de la realidad. Biología *versus* ideología». *Telos*, 16/10/2020. Disponible en Internet

cias. Hemos descubierto las condiciones de precariedad en la que se encontraban, con recursos insuficientes y cuidados, muchas veces, inadecuados. Por otra parte, las condiciones laborales de los trabajadores de estas residencias estaban por debajo, en general, de los mínimos legales.

Una sociedad que no acepta la muerte difícilmente podrá disfrutar de la vida. Es significativo de esta dificultad que hoy existan varias plataformas en Internet que permiten recrear el avatar de una persona fallecida, mediante el envío de fotografías, vídeos y grabaciones de voz, para que sus familiares puedan mantener una especie de encuentro virtual. Incluso, como nos ilustra el psicoanalista y escritor Gustavo Dessal,[7] hay ya experiencias de realidad virtual que permiten «redescubrir» a los seres queridos fallecidos e interactuar con ellos.[8] Los llamados *griefbots* (literalmente robots de duelo) son *chatbots* —programas de ordenador basados en Inteligencia Artificial y capaces de conversar con los humanos— constituidos a partir de la «huella digital» que el ser querido ha dejado: todo un legado de publicaciones en redes sociales, vídeos, fotos, correos electrónicos y mensajes de texto que alimentan una red neuronal artificial. Permiten «imitar» el estilo y la forma de pensar de la persona que ha fallecido. De esta forma, sus seres queridos pueden

---

7. Dessal, Gustavo. «On the littoral…». *The Lacan Review*, 22/5/2020. Disponible en Internet.
8. Munhwa Broadcasting Corporation. «I met you». Disponible en Internet.

seguir conversando con ella de manera virtual después de su muerte.[9]

La COVID-19 nos ha obligado a mirarnos, como sociedad, al espejo y la imagen que nos retorna contiene sus claroscuros. Acogemos de buen grado, además de las iniciativas solidarias, la belleza sublimatoria del arte creado por personas mayores: el cine de Scorsese, el teatro de Núria Espert o los personajes de José Sacristán, los cuadros de Antonio López, las canciones de Omara Portuondo o la literatura de Isabel-Clara Simó o Margaret Atwood. Y al mismo tiempo decidimos, en nombre de variables tan relativas como la calidad de vida o el valor social, que podemos «invertir» menos en proteger su desamparo.

La razón, seguramente, no es otra que la mancha que aparece en su rostro cuando los miramos, esa mancha que, como en el cuadro de Holbein *Los embajadores*, oculta mediante una anamorfosis (deformación reversible de una imagen producida mediante un procedimiento óptico) la calavera como encarnación de la muerte. Esta obra es un cuadro ilustrativo, donde la mirada se focaliza en los símbolos de poder de los valores y en las insignias del mundo, incluyendo signos artísticos, mientras la muerte sólo se aprecia al salir de la habitación, desde el ángulo oblicuo, y si uno pone atención.

9. Jiménez, Belén; Brescó, Ignacio. «¿Puede la inteligencia artificial ayudarnos a hablar con nuestros muertos?». *The Conversation*, 16/11/2020. Disponible en Internet.

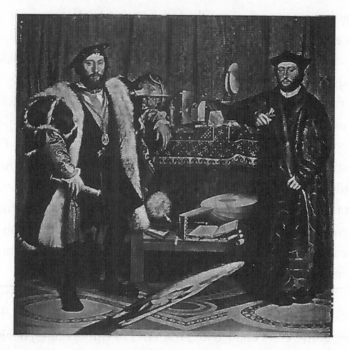

Figura 2. *Los embajadores* de Hans Holbein

Algunas de las propuestas para alcanzar la llamada inmunidad de rebaño —en una especie de equiparación de las personas a la manada— son un claro ejemplo del darwinismo social imperante que alcanza en primer lugar a las personas mayores. La idea de que los mayores ya han vivido demasiado, latente en propuestas como las que realizó en el inicio de la pandemia el *premier* británico Boris Johnson, evocan una suerte de eugenesia camuflada.

Olvidarlos es otro signo más, inequívoco, de que la (no) responsabilidad es hoy un síntoma social, la constatación de que todos, empezando por los responsables políticos por su mayor capacidad de poder, delegan en otros que deben tomar decisiones por ellos. El recurso, a veces excesivo, a los criterios de los expertos (epidemiólogos, científicos, médicos), ha sido otro ejemplo de esa tentación a dimitir del acto, tan propia de la época, olvidando, como recordaba Manuel Fernández Blanco, que: «Quien ha querido tener el poder tiene que tomar la decisión en nombre propio, y a riesgo propio, si quiere estar a la altura de su función».[10]

La política —que viene de *polis* como ciudad y encuentro— es una responsabilidad de todos, no subsumible por ninguna tecnocracia.[11] Como señalaba, con acierto, Daniel Innerarity a propósito del manifiesto[12] firmado por cincuenta y cinco sociedades científicas sanitarias: «...al pensar las relaciones entre saber y poder, conviene tener en cuenta que ni uno sabe tanto ni otro puede tanto. Ambos pueden consolarse mutuamente de haber perdido sus antiguos privilegios y compartir la misma incertidumbre, bajo la forma de perplejidad teórica en un caso y como vértigo ante la contingencia de la decisión en otro».[13]

10. Fernández-Blanco, Manuel. «Presencia educativa y acto político». *Blog Zadig*, 2/9/2020. Disponible en Internet.
11. Franzé, Javier. «Politicidad de la pandemia». Instituto de Estudios Culturales y Cambio Social, 13/10/2020. Disponible en Internet.
12. COVID-19. Manifiesto de sanitarios españoles: «En la salud, ustedes mandan pero no saben». www.change.org. Disponible en Internet.
13. Innerarity, Daniel. «Saber y poder». *La Vanguardia*, 23/10/2020. Disponible en Internet.

Lo esencial en nuestras vidas

El capitalismo pulsional y consumista en el que vivimos es aquél que parece ofrecernos a todos y todas un goce igual e ilimitado, una promesa de que cualquier signo de falta será colmado y que gozar, ¡todavía un poco más!, nos hará inmensamente felices, hasta reventar de satisfacción. Todos, sin distinción, podemos acceder al paraíso. Lacan (1972) se refirió a lo que él llamó discurso capitalista (una variación del discurso del amo, matematizado por él) como un discurso «locamente astuto, pero destinado a estallar», un discurso que marcha sobre ruedas «pero justamente marcha demasiado rápido, se consuma tan bien que se consume».

Cuando una crisis importante —como la pandemia— da al traste con esta ilusión descubrimos las poleas y la maquinaria invisible que hacía girar la rueda de la pulsión, aquello que resulta esencial para su funcionamiento. Esta vez han sido los sanitarios, los transportistas, los agricultores y ganaderos, los *riders*, los trabajadores del sector de la alimentación (cárnicas, tiendas...), los policías y los servicios sociales básicos.

Muchos de ellos comparten una situación de precariedad laboral, otros una presión asistencial y un descuido grave en el cuidado —por parte de sus responsables— de esa función esencial que ejercen. La paradoja, como ya comentamos, es que además se exponen en mayor medida, por la necesidad de poner el cuerpo como rasgo de su esencialidad, a contagiarse, como prueban las cifras de enfermos y fallecidos en esos grupos de profesionales. La distancia social para ellos/as no es posible.

Nuestro presente, basado cada vez más en la IA, se mantiene unido, como nos recuerda Naomi Klein «... por decenas de millones de trabajadores anónimos escondidos en almacenes, centros de datos, talleres electrónicos, minas de litio, granjas industriales, plantas de procesamiento de carne, y las cárceles, donde quedan sin protección contra la enfermedad y la hiperexplotación».[14]

La pandemia nos está enseñando que esa condición de esencial descuidado no cambiará sustancialmente en el futuro pos-COVID. Muchos tendrán que contentarse con los aplausos, los minutos de gloria que los medios les dedicaron y la «empatía» de las empresas líderes. Empresas de moda como Valentino que dedica su campaña a la empatía con la colaboración de *celebrities* y una donación de cinco millones de dólares a hospitales o Gucci, que donó dos millones a la lucha contra la COVID-19 alegando que la marca funciona como «un multiplicador de libertad, empatía e igualdad». Levi's, afectada por numerosos saqueos en las protestas por la muerte de George Floyd, también aludió a los valores de «empatía, integridad y valor» de la empresa; otros grupos importantes como Kering y LVMH aportaron millones para la reconstrucción de Notre Dame y Coca-Cola nos recordó

14. Klein, Naomi. «Screen New Deal». *The Intercept*, 8/5/2020. Disponible en Internet.

que «El mundo está más dividido que nunca porque no hablamos ni compartimos ideas. Existe una brecha de empatía y necesitamos atenderla si queremos ser la marca que reúne a las personas», de allí que su lema sea: «Estamos juntos en esto».

La publicidad —es su clave— se anticipa al deseo, capta lo que está en el ambiente, le pone un nombre y te lo ofrece. Los algoritmos afirman que «empatía» es una de las palabras que más circulan en este momento de vulnerabilidad global. Pero la pregunta es si lo esencial en nuestras vidas es esa empatía forzada o el reconocimiento pleno de esos flujos invisibles que se ocupan de lo que haría posible una buena vida, una vida digna. Y, para ello, parece que la entropía capitalista no es muy útil, necesita que el Estado aparezca para proteger a sus ciudadanos y mutualizar el riesgo. Un ejemplo de que el lema neoliberal de que cada uno es *causa sui* —agente de su propia gloria o caída— y por tanto no necesita red alguna, no parece tan sólido. Es la constatación que hacemos en cada crisis grave, sin que por ello los mecanismos de regulación, propios de lo público, avancen lo suficiente.

Por otro lado, hemos visto cómo países con poca o ninguna protección social, pero que utilizan sistemas tecnológicos avanzados de vigilancia, han propuesto remplazar el sistema de protección, aún por crear, por un sistema autoritario de vigilancia que permite tratar con menos costes solamente a los individuos peligrosos.

El odio (y sus burbujas) está en la base del lazo social y de su polarización

La empatía parecería indicar que el pegamento del lazo social es el amor, eso que hace *Uno* revertiendo la fragmentación de lo múltiple, el Eros cohesionador. Lo cierto es que el odio precede al amor, nos constituimos como sujetos a partir de un rechazo primordial que deja fuera una parte de nosotros, como un real no simbolizable. Cada uno de nosotros, como ya hemos comentado, tiene una parte de sí que no le gusta y rechaza, situándola fuera, en el exterior. Es por ello que los niños aprenden antes el No que el Sí, que no dudan en culpar al semejante de su propio acto. Los adolescentes saben también cuándo acusar a los padres de su propia inhibición o cobardía ante la vida y los adultos somos maestros en practicar la teoría neurótica de la culpa (que siempre es del otro). Aprendemos antes el No que el Sí porque para construir algo, con sus límites claros, primero hay que dejar fuera lo que no queremos incluir. Es el principio básico que justifica todo tipo de fronteras: lo otro —que no reconozco como mío— permanece en la otra orilla.

Rechazar eso íntimo, que echamos fuera porque no lo soportamos, es el odio de sí mismo que cada uno tiene, y que se favorece por la pasión de la ignorancia, ese no querer saber nada de esa extimidad rechazada. Pero es evidente que esa operación de rechazo deja un resto, nunca es perfecta. Un resto en forma de sentimiento de falta de un goce definitivamente perdido. Allí está el resorte en el que se apoyan los canallas que se aprovechan de esa angustia e inventan un pasado inexistente donde ese goce se recuperaría: «Make America Great Again», «Take back control», «España primero», «Choisir la France». Hoy, esos efectos sugestivos se hacen más presentes —caído el viejo régimen patriarcal— en líderes que se proponen como amos de la posverdad, sin velos ni pudor alguno. Son hábiles en sustituir el análisis por el argumentario emocional para manejar la opinión pública.

Asediados por los objetos (esa falsa promesa de goce que nos ahorraría la pérdida) y enredados por ese discurso emocional sin análisis ni pensamiento, quedamos polarizados y atrapados en una lógica especular de «tú o yo», cuando sabemos bien que no es el otro extranjero (inmigrante) quien nos roba, sino nuestras propias servidumbres voluntarias (consumos y *gadgets*). La ilusión es que una mano dura nos salvará de nuestras miserias. Allí es donde el canalla —cínico profesional— se presenta como el Otro que nos autoriza en la ignorancia, en nuestro no querer saber, nos da permiso para ejercer nuestro cinismo.

Para ello, y la pandemia nos lo ha mostrado aún mejor, las tecnologías ayudan porque, en su lógica algorítmica de «más de lo mismo» —que aleja de nosotros lo diferente, aquello que no concuerda con nuestras ideas iniciales— alimentan el no pensamiento. Crean las burbujas de comunicación que serían lazos de odio y que no ayudan a comprender nada sobre lo que causa nuestros miedos y nuestro rechazo. Lacan situaba el horizonte de un psicoanálisis en obtener, gracias al deseo del analista, lo que nombró como «la diferencia absoluta en cada sujeto», eso que nos hace únicos e inclasificables. Una operación opuesta al proceso de segregación porque implica abandonar la ilusión de una identidad compartida al 100% con el prójimo, y que rechazaría como extranjeros a los otros. Esa ilusión identitaria puede parecernos el último refugio en un mundo globalizado, donde cada uno cuenta sólo como una cifra o un código, pero también puede ser nuestra peor prisión por su carácter de identificación segregativa.

La xenofobia y el racismo resultarían de reducir el lazo simbólico, el vínculo a los otros, a un tipo de lazo ligado a la satisfacción, al cinismo de «lo nuestro, primero», más que a la función tradicional del líder que encarna un ideal y que exige a cada uno cierta renuncia «de lo suyo» para convivir. La obscenidad puesta en escena por Trump, a lo largo de su mandato, forma parte de un cálculo que promete recuperar el goce perdido si negamos nuestra propia falta y nuestros límites. A eso hay que sumarle el uso del miedo como factor clave en las políticas que avivan el odio. Uno de los políticos *trumpistas* muy leales al presidente, Anthony Tata, no dudó en calificar de «líder terrorista» a todo un expresidente de su país como Barack Obama.

Queramos o no, vivimos en la burbuja de filtro (*filter bubble*), fruto de los algoritmos personalizados que nos ofrecen sólo la información que creen que es relevante para nosotros, ahorrándonos aquélla que, por su diversidad, nos confrontaría. En el contexto del filtro burbuja aparecen también la cámara de eco (*echo chamber*) y las noticias falsas (*fake news*). Una cámara de eco hace referencia a un espacio virtual en el que las opiniones sólo se amplifican y fijan así una significación de manera rígida.[15]

Las *fake news* suelen representar los asuntos de forma distorsionada o incluso utilizar como contenido una completa ficción. Los agitadores introducen este tipo de historias en burbujas y en ellas se difunden sin ningún tipo de obstáculo u oposición hasta que se convierten en «hechos». Así, se genera una percepción del mundo determinada más por opiniones que por hechos, de forma que, en lugar del discurso, tiene lugar el conflicto. Y eso explica por qué nos cuesta tanto entender los resultados electorales cuando no son los que esperamos, como sucedió con los 74 millones de votos que cosechó Trump en las últimas elecciones.

Si en el pasado, tal como lo analizó Freud en su *Psicología de las masas*, el líder cohesionaba una masa a su alrededor, ahora el rebaño (*herd*) no constituye ya una masa, sino una suma de segregaciones. Jean-Claude Milner (2020) plantea, entonces, que «el nosotros se encuentra en la actualidad fracturado». La repetición de esas fracturas y segregaciones, animada por algunos dirigentes, es la ley constitutiva

15. Estas cámaras de eco aparecen dentro de las burbujas de filtro cuando una posición (una publicación en Facebook, por ejemplo) se amplifica con el eco provocado por los otros miembros del grupo y ya no se relativiza con una posición divergente. Esto explicaría, entre otras cosas, el éxito de las noticias falsas.

de los lazos sociales y el fundamento de esas burbujas de odio. Hoy, lo colectivo se presenta cada vez más como esa suma de segregaciones que comparten el odio como pegamento cohesionador. La polarización social y política en la que vivimos —la brecha— es una consecuencia de ello y no parece que la pandemia vaya a suturarla. Como vimos en el capítulo dedicado a los negacionistas, más bien parece que la está ampliando.[16]

La pandemia, reveladora de la vulnerabilidad de nuestros cuerpos y de nuestras políticas sanitarias y sociales, ha encontrado en el odio su fórmula principal para negar esa fragilidad. No se niega la existencia del virus, se niega lo que ese virus, en contacto con el cuerpo, muestra: que nacemos en el desamparo original y que, sólo haciéndonos cargo de él, y en el lazo con el otro, podemos sobrevivir. Negar esa evidencia es un verdadero fraude, sobre todo para uno mismo.

No sin los otros: confiar en las invenciones

Ahora tocan las buenas noticias. El odio de sí mismo no se cura solo, alimenta el miedo que nutre las políticas segregativas, dibujando ese paisaje idílico (e imposible) de armonía e higiene social, tan caro al neofascismo actual. El odio de sí mismo requiere un trabajo de cada uno para subjetivarlo y

---

16. Miller, Luis y Torcal, Mariano. «Veinticinco años de polarización afectiva en España». *The Conversation*, 31/10/2020. Disponible en Internet.

darle otro destino menos destructivo, más sublimatorio. Por eso, saber algo más de nosotros, de lo que nos agita e inquieta, conectar con nuestra manera —siempre singular— de ser frágiles, puede funcionar como vacuna frente al odio que destilamos.

Colectivamente, ese odio, fundamento de muchos lazos sociales, necesita también de un tratamiento efectivo del real en juego: la pobreza, el desamparo y la precariedad de tantas vidas en crisis, como la pandemia ha desvelado. Encontrar una fórmula que nos permita pasar de la paranoia,[17] que apunta al otro, a cierta asunción de la pérdida inevitable, de la cual hacer surgir otra cosa, con el otro.

Una de las primeras respuestas a esa constatación brutal de lo vulnerable fue, sin duda, el alud de iniciativas de cooperación: en la investigación sobre el virus y las posibles vacunas; en la colaboración ciudadana para auxiliar a los más vulnerables; en las redes sociales como instrumento de participación social colaborativa. Se hizo patente que nos necesitamos unos a otros porque sólo juntos tendremos opciones de salida. Como dice el refrán: «en una crisis todos somos socialistas», incluida la derecha que votó (PP, C's) a favor del IMV (Ingreso Mínimo Vital).

No se trata ahora de propiciar una falsa empatía, edulcorada por el *marketing* siempre atento a reciclar cualquier ma-

---

17. Tiffany, Kaitlyn. «QAnon Is Winning Conspiracy thinking in America had a huge night on Tuesday.».*The Atlantic*, 5/11/2020. Disponible en Internet.

lestar en beneficio propio, sino de un verdadero trabajo cooperativo. El saber es siempre el resultado de una elaboración colectiva. Este principio, planteado por Lacan como fórmula para los psicoanalistas que formaban su Escuela, es el que se ha revelado en la creación de propuestas nuevas en el terreno cultural, social y científico. Muchas de ellas incipientes, y no sabemos si duraderas, pero animadas por el agujero que el real del virus ha producido en nuestras vidas y en nuestras sociedades. No se inventa de la nada, se parte de lo existente, pero ello implica un vacío alrededor del cual hacer las propuestas.

Confiar en las invenciones, en las singulares con las que cada uno construye su solución «sintomática» y en aquéllas colectivas que permiten forjar nuevos vínculos. Esa dialéctica entre lo local, ligado a los cuidados, y lo global de una política mundial más razonable, parece inevitable ya que resulta incomprensible una gestión nacional de la información y del tratamiento frente a una pandemia mundial.

El propio Lacan apostaba, como vimos, por un nuevo amor, distinto del viejo amor al padre que, en su voluntad paternalista, nos protegía, pero nos alienaba en un deseo ya establecido de carril único, sin olvidar que esa protección incluía la violencia y el abuso como privilegios del ejercicio de la autoridad patriarcal. No vendrán de allí, de la nostalgia de este tiempo pasado, las invenciones que nos convienen en el mundo pos-COVID.

Tampoco lo harán del amor virtual y solitario al que nos invita la soledad digital y la pornografía, tan presentes hoy en día en las vidas de niños, adolescentes y adultos. Es un «amor» que se cierra en sí mismo, un goce autoerótico que no desiste más que al alcanzar su hartazgo.

El reto de nuestra era digital y del (buen) uso que podemos hacer de las redes no es otro que el de no quedar atrapados en la compulsión y la repetición de lo mismo para encontrar otra cosa y a otros. Ese nuevo amor requiere sin duda el encuentro, virtual también, pero sobre todo presencial.

El valor de la presencia

Lo que vendrá es un mundo cada vez más virtualizado con desarrollos tecnológicos que en un corto y medio plazo cambiarán mucho más nuestra manera de estar en la realidad. La inminencia del 5G y su combinación con la Inteligencia Artificial transformará el ecosistema digital y todas las innovaciones que conoceremos mejorarán, sin duda, facetas importantes de nuestra vida, pero también introducirán cambios relevantes en nuestra manera de estar, en nuestra percepción sensorial y en nuestros lazos al otro.

La disrupción es hoy una consigna para los innovadores y está promoviendo una cultura de la indiferencia que privilegia el beneficio en detrimento de la solidaridad. Internet es, en ella misma, disruptiva.[18] Desde el teletrabajo hasta el sexo

18. Zabala, Santiago. «La innovación disruptiva como signo de indiferencia». *La maleta de Portbou,* nº 42, septiembre/octubre, 2020. Disponible en Internet.

virtual, las fronteras actuales se modificarán notablemente. Podremos viajar en experiencias de realidad virtual sin movernos del sofá, libres de virus y de contagios, satisfacer nuestras fantasías sexuales en formas no vistas hasta ahora, confundir el sueño y la vigilia con imágenes recibidas a través de *chips* corporales, y todo ello en compañía o en la más estricta soledad. Nos acompañarán, como ya lo hacen ahora, pero en mayor cantidad y funciones, todo tipo de robots: de cuidados, de información, de ocio, domóticos, terapéuticos (podremos realizar cualquier terapia sin salir de casa).

Las compras, la educación, la salud, el ocio, el trabajo, el sexo, los intercambios profesionales e incluso amistosos, la participación política, todo eso es ya susceptible de virtualizarse.[19] La pandemia ha supuesto un acicate para ese salto virtual, y por ende un gran negocio para muchas empresas tecnológicas y de logística *online*.

La cuestión es hasta qué punto queremos limitarnos a esa «vida que nos conviene», hasta qué punto queremos «confinarnos» voluntariamente, rodeados de objetos sin presencia. Es una elección personal, pero también colectiva. Siempre hay un margen de decisión, porque siempre podemos consentir o no a las propuestas (unos más que otros, sin duda). En cualquier caso, y parafraseando a Lacan como hace Éric Laurent (2017), podemos servirnos de los *gadgets* para luego prescindir de ellos, usarlos sin alienarnos a ellos.

---

19. Rius, Mayte. «La telemedicina despega: ¿qué casos se pueden tratar a distancia?». *La Vanguardia*, 19/10/2020. Disponible en Internet.

Los lazos sociales entre nosotros, cuerpos hablantes, requieren de algo más que palabras e imágenes retransmitidas. No olvidar la presencia es apostar por un futuro pos-COVID donde el deseo siga siendo el signo de una falta, la causa que propicie los encuentros e intercambios. Donde haya lugar también para el vacío y el aburrimiento, eso inútil e improductivo, cuya única razón de ser es la búsqueda del lazo con el otro y las invenciones que de ese vínculo puedan surgir. Decía Alba Rico que el riesgo cuando hay implicados dos cuerpos no es tanto el de contagiarse, sino el «de condolerse, el de amarse, el de entenderse o, al menos, el de escucharse y a veces el de discutir. Sólo entre cuerpos ocurren esas cosas».[20] La conversación que proponemos, trufada de sorpresas, sinsentidos, humor e invenciones requiere de esos cuerpos.

20. Alba Rico, Santiago. «Contagio y Comunicación». *La maleta de Portbou*, nº 42, septiembre/octubre, 2020. Disponible en Internet.

Bibliografía

Agamben, Giorgio (2010). *Infancia e historia. Ensayo sobre la destrucción de la experiencia*. Adriana Hidalgo, Madrid.

Arendt, Hannah (2002). *Los orígenes del totalitarismo*. Alianza Editorial, Madrid.

Brousse, Marie-Hélène (2011). *El Superyó: del Ideal hacia el objeto. Perspectivas políticas, clínicas y éticas*. Babel Editorial, Córdoba (Argentina).

Cardon, Dominique (2018). *Con qué sueñan los algoritmos. Nuestra vida en el tiempo del big data*. Dado, Madrid.

Foucault, Michel (2001). *Los anormales*. Akal, Madrid.

— (2007). *El nacimiento de la biopolítica. Curso en el Collège de France (1978-79)*. FCE, Buenos Aires.

Freud, Sigmund (1974a). «Lo Siniestro» [1919]. *Obras completas*. Tomo VII. Biblioteca Nueva, Madrid.

— (1974b). «El humor» [1927]. *Obras completas*. Tomo VIII. Biblioteca Nueva, Madrid.

— (1978). «El chiste y su relación con lo inconsciente» [1905]. *Obras completas*. Tomo VIII. Amorrortu, Buenos Aires.

— (1979). «Sobre las trasposiciones de la pulsión, en particular del erotismo anal» [1917]. *Obras completas*. Tomo XVII. Amorrortu, Buenos Aires.

Han, Byung-Chul (2020). *La desaparición de los rituales*. Herder, Barcelona.

Heidegger, Martin (1994). *Serenidad*. Ediciones del Serbal, Barcelona.

Hobsbawm, Eric y Ranger, Terence (2005). *La invención de la tradición*. Crítica, Barcelona.

Innerarity, Daniel (2020). *Pandemocracia*. Galaxia Gutenberg, Barcelona.

Lacan, Jacques (1972a). *Jacques Lacan à Louvain. Conferencia pronunciada en la Universidad Católica de Lovaina*, 13/10/1972. Disponible en Internet.

— (1972b). *Del discurso psicoanalítico*. Disponible en Internet.

— (1981). *El seminario, libro 20, Aun*. Paidós, Buenos Aires.

— (1988). «La Tercera». *Intervenciones y textos 2*, Manantial, Buenos Aires.

— (2006a). *El Seminario, libro 10, La angustia*. Paidós, Buenos Aires.

— (2006b). *El Seminario, libro 23, El sinthome*. Paidós, Buenos Aires.

— (2012a). «La psiquiatría inglesa y la guerra». *Otros escritos*. Paidós, Buenos Aires.

— (2012b). «Televisión». *Otros escritos*. Paidós, Buenos Aires.

Laurent, Éric (2017). «Jouir d'internet». *La Cause du désir*, nº 97. París, ECF.

— (2020). «Las biopolíticas de la pandemia y el cuerpo, materia de la angustia». *Blog Zadig*, 18/6/2020. Disponible en Internet.

Miller, Jacques-Alain (2005). «Una fantasía». *El Psicoanálisis*, nº 9, ELP, Madrid.

— (2007). *Introducción a la Clínica Lacaniana*. RBA, Barcelona.

— (2013). *Piezas sueltas*. Paidós, Buenos Aires.

— (2015). *Variaciones del humor*. Paidós, Buenos Aires.

— (2018). «Habeas corpus». *Scilicet. Las psicosis ordinarias y las otras*. Grama, Buenos Aires.

Milner, Jean-Claude (2020). «El siglo XXI no hace más que acentuar el dominio del nosotros». *Freudiana* nº 89/90. CdC-ELP, Barcelona.

Rosa, Hartmut (2019). *Remedio a la aceleración: ensayos sobre la resonancia*. Ned Ediciones, Barcelona.

Ubieto, José Ramón (ed.) (2019). *Del padre al iPad. Familias y redes en la era digital*. Ned Ediciones, Barcelona.

Ubieto, José Ramón y Pérez-Álvarez, Marino (2018). *Niñ@s Híper. Infancias hiperactivadas, hipersexualizadas e hiperconectadas*. Ned Ediciones, Barcelona.

Turkle, Shirley (2017). *En defensa de la conversación. El poder de la conversación en la era digital*. Ático de los libros, Barcelona.

Žižek, Slavoj (2020). *Pandemia*. Anagrama, Barcelona.